人体解剖理论与实践研究

白云 王旭 司尧 著

北方联合出版传媒（集团）股份有限公司

辽宁科学技术出版社

图书在版编目（CIP）数据

人体解剖理论与实践研究 / 白云, 王旭, 司尧著.
沈阳 : 辽宁科学技术出版社, 2024. 9. -- ISBN 978-7
-5591-3918-4

Ⅰ. R322

中国国家版本馆CIP数据核字第2024772WV3号

出版发行：辽宁科学技术出版社
　　　　　（地址：沈阳市和平区十一纬路25号　邮编：110003）
印　刷　者：辽宁鼎籍数码科技有限公司
幅面尺寸：185 mm × 260 mm
印　　张：9
字　　数：180千字
出版时间：2024年9月第1版
印刷时间：2024年9月第1次印刷
责任编辑：卢山秀
封面设计：吕晓林
责任校对：张诗丁　刘　庶

书　　号：ISBN 978-7-5591-3918-4
定　　价：98.00元

前　言

　　人体解剖学是一门研究人体正常形态结构的科学。它的主要任务是掌握和了解人体各系统器官的形态特征及其相互关系和发展规律，为学习其他后续基础医学课和临床医学课奠定必要的基础知识，故学好人体解剖学的重要性和必要性是不言而喻的。

　　医学研究的对象是人，只有在充分认识正常人体形态、结构的基础上，才能正确地理解人体的生理功能和病理现象，才能判断人体的正常与异常，区别生理状态与病理状态，才能准确地诊断和治疗疾病。因此，人体解剖学在医学中具有重要的地位。学习人体解剖学可以为学习其他基础医学和临床医学奠定必要的形态学基础，同时为继承和发扬祖国医药学创造一定的条件。

　　本书从人体解剖学概述入手，深入分析了运动系统、消化系统、呼吸系统、泌尿系统、生殖系统、腹膜、心血管系统、淋巴系统、感觉器以及神经系统等内容。编写时力求做到概念清晰、突出重点、删繁就简、便于阅读理解，力求做到科学性、先进性与继承性、实用性的统一。

　　本书在编写过程中参考了大量的国内外书籍和资料，并引用了其中的部分图表，凝聚了前人和同行的劳动结晶，在此表示衷心的感谢！由于编者水平有限，书中难免有不足之处，敬请读者和同仁批评指正，使本学习指导能进一步完善和提高。

目　录

第一章　人体解剖学概述

第一节　人体解剖学组成和分科

人体解剖学是研究正常人体形态结构的科学。人体解剖学是一门重要的医学基础课，与生理学、病理学等基础医学课程和临床课程有着密切的联系。只有学习和掌握了正常人体的形态结构，才能理解人体的生理功能和病理变化，才能学好后续其他的医学课程。

一、人体器官的组成及系统的划分

人体是不可分割的有机整体，其结构和功能的基本单位是细胞。细胞之间存在一些不具备细胞形态的物质，称为细胞间质。许多形态和功能相似的细胞与细胞间质共同构成组织。人体组织分为上皮组织、结缔组织、肌组织和神经组织。由几种不同的组织互相结合形成具有一定形态和功能的结构，称为器官，如心、肝、肺、肾等。在结构和功能上密切相关的一系列器官联合起来构成一个系统，共同完成某项生理功能。按照器官的功能系统，人体可纵向划分成运动系统、消化系统、呼吸系统、泌尿系统、生殖系统、脉管系统、内分泌系统、感官系统及神经系统九大系统。各系统在神经系统和体液（激素）的支配和调节下，既分工又合作，以实现各种复杂的生命活动，使人体成为一个完整统一的有机体（具有整体性）。

二、解剖学的分科

人体解剖学包括大体解剖学、组织学和胚胎学 3 部分。大体解剖学（宏观、肉眼观）又分为系统解剖学和局部解剖学等。系统解剖学是按照人体系统阐述人体正常形态结构的科学；局部解剖学是在系统解剖学的基础上，研究人体各个局部的层次结构、器官的位置与毗邻关系的科学。组织学是通过显微观察（微观）的方法横向研究机体组织、细胞的正常微细结构及其相关功能的科学。胚胎学是研究从受精卵发育为新生个体及其机制的科学。

三、人体解剖学发展简史

西方医学对解剖学的记载是从古希腊名医希波克拉底（Hippocratēs，前460—前377）开始的，在他的著作中对头骨和心脏做了正确描述。盖仑（Galen，129—200）是古罗马的著名医师和解剖学家，其解剖学著作是《医经》。该书对血液运行、神经分布及内脏器官都有较详细而具体的叙述。但由于当时欧洲正处于宗教统治时期，禁止解剖人体，该书的主要资料源于动物的解剖观察结果，错误之处很多。维萨里（Andreas Vesalius，1514—1564）是现代解剖学奠基人，他不顾宗教势力的统治，实地进行尸体解剖，于1543年出版了《人体构造》一书。该书详细记载了人体结构，纠正了盖仑的许多错误论点，奠定了现代人体解剖学的基础。早在春秋战国时期（前770—前221），我国的第一部医学巨著《黄帝内经》中就有关于人体结构的论述。宋代法医学家宋慈1247年所著《洗冤集录》已绘制了精美的检骨图像，成为世界上最早的法医学著作。清代医学家王清任（1768—1831）通过对尸体进行解剖观察，编著了《医林改错》一书，提供了人体解剖学知识，纠正了古书中的一些错误。

第二节　人体解剖学学习

一、学习目的

理解和掌握人体形态结构的基本知识，为学习其他基础医学和临床医学课程打下坚实的基础，发挥"桥梁样"功能。

二、学习方法

（一）理论与实践相结合

人体解剖学属于形态学科范畴，学会观察、描述标本、模型的方法非常重要。在学习中要重视实验课，认真观察标本、模型，并将标本观察与活体观察相结合，将理论与实践相结合。

（二）解剖学与临床相结合

人体解剖学是学习临床知识的基础，将解剖学与临床外科手术、诊断操作和临床病例相结合，突出其实用性，有利于提高学生的学习兴趣和增强学习效果。

（三）形态与功能相结合

每一器官都有特定的生理功能，器官的形态结构是功能的基础，形态结构的改变必然会导致功能的变化。正确理解形态结构与功能的关系，注重形态与功能相结合，对于更好地认识和掌握人体的形态特征很有帮助。

（四）局部与整体相结合

人体是一个不可分割的整体，为了学习的方便，将人体分为若干个系统或局部。在学习时，要善于理解局部与整体的关系，建立系统和整体的概念。

（五）解剖学与人类进化相结合

人类是由动物进化发展而来的，是种系发生的结果。人类经历了由低级到高级、由简单到复杂的长期进化发展过程，在形态结构上保留了一些与脊椎动物类似的特征。学习解剖学时，联系种系发生的知识、联系高等哺乳动物的形态结构，有利于理解人体的构造。

第三节　人体解剖学姿势与常用方位术语

一、人体解剖学的标准姿势

身体直立，两眼向正前方平视，双上肢下垂于躯干两侧，掌心向前，双足并拢，足尖向前（图 1-1）。

二、解剖学方位术语

（1）上与下。近头者为上，近足者为下。

（2）前与后。近腹侧者为前，近背侧者为后。

（3）内侧与外侧。以正中矢状切面为准，近正中矢状切面者为内侧；远离正中矢状切面者为外侧。在前臂，因为桡骨位于尺骨的外侧，所以前臂的外侧又称桡侧，其内侧也称尺侧。在小腿，因为腓骨位于胫骨的外侧，所以小腿的外侧又称腓侧，其内侧又称胫侧。

（4）内与外。凡有空腔的器官，近内腔者为内，远离内腔者为外。

（5）浅和深。近体表者为浅，反之为深。

（6）近侧与远侧。在四肢，上又称为近侧，下又称为远侧。

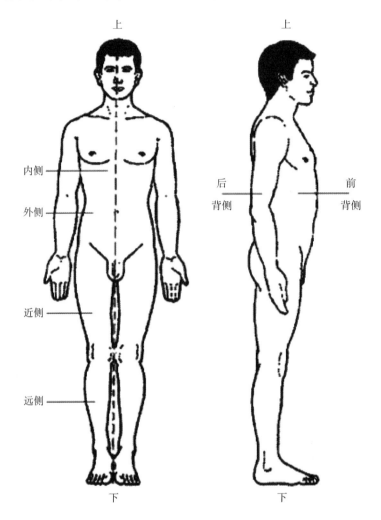

图 1-1　人体解剖学姿势和方位

三、轴

（1）垂直轴。呈上下方向，与身体长轴平行，垂直于地面。

（2）矢状轴。呈前后方向，与身体的长轴和冠状轴垂直相交。

（3）冠状轴。呈左右方向，也称额状轴。

人体的轴和切面如图 1-2 所示。

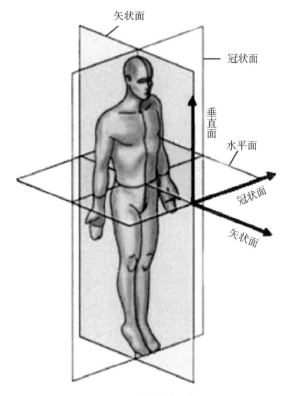

图 1-2 人体的轴和切面

四、常用切面

（1）矢状面。从前后方向将人体的某个局部纵切为左、右两部分的切面，一般观察其左表面。如将人体纵切为左、右完全相等的两半，称为正中矢状切面。

（2）水平面。将人体分为上、下两部分的切面，与地面平行，亦称横断面，一般观察其下表面。

（3）冠状面。从左、右方向将人体分为前、后两部分的切面，一般观察其前表面。

第二章　运动系统解剖

第一节　骨学

一、总论

（一）骨的分类

成人共有骨 206 块，按其形态可分为长骨、短骨、扁骨和不规则骨。

（1）长骨呈管状，有一体两端。体又称骨干，内有髓腔，容纳骨髓。两端膨大称骺，其表面有光滑的关节面。长骨多分布于四肢。

（2）短骨一般呈立方形，多位于承受压力较大又运动复杂的部位，如腕骨和跗骨。

（3）扁骨呈板状，主要构成骨性腔的壁，如颅盖骨、胸骨和肋骨。

（4）不规则骨形态不规则，如椎骨。有些不规则骨内有含气的腔，称含气骨，如上颌骨。

【难点疑点】

掌骨、指骨和跖骨、趾骨外形上虽然短小，但它们具有一体两端的特点，且有骨髓腔，所以亦属长骨；锁骨虽然有两端且较长，但其没有骨髓腔，所以不属于长骨而是不规则骨。

（二）骨的构造与功能

骨由骨质、骨膜、骨髓和血管神经等构成。

（1）骨质分骨密质和骨松质。骨密质配布于骨的表层，骨松质位于骨的内部。骨密质致密坚硬，具有较大的耐压性。骨松质呈海绵状，由许多骨小梁交织而成，能承受较大的重量。

（2）骨膜紧贴在除关节面以外的骨表面，含有丰富的神经和血管，对骨的生长、发育、改建、修复起重要的作用。

（3）骨髓充填于髓腔和松质的间隙内，分为红骨髓和黄骨髓两种。红骨髓具有造血功能。胎儿和幼儿的骨内都是红骨髓，以后长骨骨干的髓腔内的红骨髓逐渐被脂肪组织代替，成为黄骨髓，并失去造血功能。

（三）骨的化学成分和物理性质

骨的化学成分主要由有机质和无机质构成。有机质赋予骨的弹性和韧性。无机质使骨具有硬度和脆性。成年人的骨中有机质和无机质比例为 3：7，故既有弹性又很坚硬。老年人骨中，有机质减少，无机质增多，使骨变脆，易发生骨折。

【难点疑点】

骨膜内层有成骨细胞和破骨细胞，分别具有产生新骨质和破坏旧骨质的作用。幼年时，功能活跃，成骨细胞使骨不断长粗（骺软骨使骨不断长长）；而破骨细胞使骨髓腔逐步扩大。成年后，转为静止状态，一旦发生骨折，骨膜又重新恢复功能，形成骨痂，使骨折端愈合。

二、躯干骨

（一）躯干骨的组成

躯干骨包括椎骨、肋和胸骨三部分。它们参与脊柱、骨性胸廓和骨盆的构成。椎骨包括颈椎 7 块、胸椎 12 块、腰椎 5 块、骶椎 5 块融合成的一块骶骨和尾椎 4 块融合成的一块尾骨。肋有 12 对，胸骨只有 1 块。

（二）椎骨的一般形态

椎骨一般由位于前方的椎体和后方的椎弓两部分构成。椎弓与椎体围成椎孔。椎弓又分为椎弓根和椎弓板两部分。椎弓根上、下各有一切迹，相邻椎骨的上、下切迹围成椎间孔，有脊神经通过。自椎弓上发出 7 个突起：棘突一个，伸向后方或后下方；横突一对，伸向两侧；上关节突和下关节突各一对，分别伸向上方和下方。

（三）各部椎骨的主要特征

（1）颈椎椎体小，椎孔大。横突上有孔，称横突孔，内有椎动、静脉通过。第 1 颈椎（寰椎）无椎体、棘突和关节突，由前、后弓及两个侧块构成。第 2 颈椎（枢椎）的椎体上有一伸向上的突起，称齿突。

（2）胸椎椎体两侧有肋凹，横突末端前面有横突肋凹。棘突较长，伸向后下方。

（3）腰椎椎体粗壮，棘突宽扁呈板状，几乎水平伸向正后方。

（4）骶骨呈底向上尖向下的三角形，前面凹后面凸。底的前缘向前隆凸为岬。前、后面分别有 4 对骶前孔和骶后孔。骶管纵贯骶骨中央，下端的裂孔称骶管裂孔，孔的两侧有向下突的骶角。骶管的两侧有耳状面。

（四）肋的一般形态

肋由肋骨与肋软骨构成。第 8～10 对肋的肋软骨前端与上位的肋软骨相连形成肋弓。每一肋骨分为中部的体和前、后两端。体的内面下缘处有肋沟，肋间神经、血管沿此沟走行。后端膨大为肋头，肋头的外侧后方有肋结节。肋头和肋结节上都有关节面。

（五）胸骨的形态

胸骨分为胸骨柄、胸骨体和剑突 3 部分。柄的上缘凹陷为颈静脉切迹。柄与体连接处形成微向前凸的胸骨角，其两侧与第 2 对肋软骨相接。

【难点疑点】

几个容易互相混淆的概念：椎孔、椎管、椎间孔、横突孔。椎孔：椎体与椎弓围成的孔。椎管：所有椎骨的椎孔叠加在一起形成一长管状的结构，内容纳脊髓和脊神经根。椎间孔：相邻椎骨的椎上、下切迹共同围成的孔，内有脊神经和血管通过。横突孔：颈椎横突上的孔，内有椎动脉通过。

三、颅

（一）颅的组成，颅分为脑颅和面颅两部分

脑颅骨共 8 块，包括前方一块额骨，后方一块枕骨，上方两块顶骨，两侧各有一块颞骨，颅底的中部是单一的蝶骨，蝶骨前方为一块筛骨。在额骨与顶骨之间有冠状缝，左右顶骨之间有矢状缝，两顶骨和枕骨之间有"人"字缝。

面颅骨共 15 块，下方为一块可活动的下颌骨。一对上颌骨构成颜面的中央部，上颌骨后方各有一块腭骨，两上颌骨之间有形成鼻背的一对鼻骨，上颌骨的外上方为一对颧骨。鼻腔正中有一块犁骨，鼻腔外侧壁下部左、右各有一块下鼻甲。眶内侧壁前部各有一块小的泪骨。在颈上部还有一块游离的舌骨。

（二）颞、蝶、筛、下颌骨的形态特点

（1）颞骨以外耳门为中心分为 3 部分：其上前方的鳞状骨片为鳞部；围成外耳道壁的半环形骨片为鼓部；伸向前内方的三棱锥形骨突为岩部（它的后下部在外耳门后方向下突为乳突）。

（2）蝶骨中央为蝶骨体，体内有蝶窦。自体伸出 3 对突起：前上方一对称小翼；两侧的一对为大翼；体和大翼结合处向下伸出一对翼突。

（3）筛骨前面观呈"巾"字形。水平位的为筛板，正中矢状位的为垂直板；两个侧部为筛骨迷路，迷路内有筛窦。迷路内侧壁有两个卷曲的小骨片，为上鼻甲和中鼻甲。

（4）下颌骨分为一体两支。下颌体为骨的中间部，弓形凸向前，其下缘称下颌底。体的前面中线两侧有颏孔。下颌支为由体后方伸向上后方的方形骨板，其上端前、后分别形成冠突和髁突（它的上端膨大为下颌头，头下为下颌颈）。下颌支内面有下颌孔。下颌支的后缘与下颌底相交处为下颌角。

（三）颅底内面的形态结构

颅底内面形成颅前窝、颅中窝和颅后窝，有许多重要的孔、裂、沟、痛性神经、血管。

（1）颅前窝中央为筛骨的筛板，板上有许多筛孔通鼻腔。

（2）颅中窝中央是蝶骨体，体上面凹陷为垂体窝，它的前外侧有视神经管，管的外侧有眶上裂，两者均通眶。蝶骨体两侧，从前向后有圆孔、卵圆孔和棘孔。脑膜中动脉沟自棘孔行向外上方。颞骨岩部前面近尖端处有浅凹的三叉神经压迹。

（3）颅后窝中央是枕骨大孔。孔的前外缘上方有舌下神经管内口；孔的后上方两侧各有一条横窦沟，此沟外侧向下内移行为乙状窦沟，其末端续于颈静脉孔。颞骨岩部后面中央有内耳门，通入内耳道。

（四）颅底外面的形态结构

颅底外面后部中央是枕骨大孔，孔的后上方有枕外隆凸；孔的前外侧有枕髁。枕髁外侧有颈静脉孔。颞骨岩部下面中央有颈动脉管外口，向岩部内延续为颈动脉管。颈静脉孔外侧有细长的茎突。茎突后方有茎乳孔；前方为深陷的下颌窝，窝前方的横行隆起为关节结节。

（五）颅的侧面观

颅侧面以颧弓平面分为上方的颞窝和下方的颞下窝。颞下窝向内侧，在上颌骨与蝶骨翼突之间的窄间隙称为翼腭窝，此窝与口腔、鼻腔、眶、颅腔和颞下窝相交通。在颞窝，额、顶、颞、蝶 4 骨会合处，常构成"H"形的缝，称为翼点，此处薄弱，内面紧邻脑膜中动脉，若该处发生骨折，易损伤动脉而出现硬膜外血肿。

（六）眶的结构及交通

眶呈四面锥体形，有一尖一底和四壁。尖向后内，经视神经管通颅中窝。底朝前外。眶向前经眶上孔（切迹）和眶下孔通面部。上壁的前外侧部有泪腺窝；下壁中部有眶下沟，向前经眶下管开口于眶下孔；内侧壁前下部有泪囊窝，向下经鼻泪管通鼻腔；外侧壁与上、下壁后部交界处有眶上裂和眶下裂，分别通颅中窝和颅底外面。

（七）骨性鼻腔的结构及交通

骨性鼻腔借骨鼻中隔分成左右两部分，外侧壁自上而下有上鼻甲、中鼻甲和下鼻甲。各鼻甲下方相应形成上鼻道、中鼻道和下鼻道。上鼻甲后上方与蝶骨之间的间隙为蝶筛隐窝。骨性鼻腔向前经梨状孔通外界，向后经鼻后孔通咽腔；向上经筛板、筛孔通颅前窝；下鼻道的前部有鼻泪管的开口；外侧壁上还有各鼻旁窦的开口。

（八）鼻旁窦的位置和开口

鼻旁窦也称副鼻窦，包括额窦、上颌窦、筛窦和蝶窦，各窦均位于同名的骨内。筛窦由许多小房组成，分为前、中、后三群。额窦、上颌窦及筛窦的前、中群开口于中鼻道，筛窦后群开口于上鼻道，蝶窦开口于蝶筛隐窝。

（九）新生儿颅的特征和生活变化

新生儿脑颅比面颅大。由于新生儿颅骨尚未发育完全，颅盖骨之间留有明显的间隙，被结缔组织膜所封闭，称为颅囟，其中前囟最大，位于矢状缝和冠状缝相交处，呈菱形，生后 1~2 岁期间闭合；后囟位于矢状缝与人字缝相交处，呈三角形，生后不久即闭合。

【记忆要点】

关于鼻旁窦的记忆方法：

（1）颌窦、额窦、前筛小房、中筛小房位置在前，均开口于中鼻道（开口低）；

（2）后筛小房位置在后，其开口在上鼻道（开口高）；

（3）蝶窦位于后筛小房的后方，其开口在上鼻甲后上方的蝶筛隐窝（开口最高）。

（4）规律：鼻旁窦的位置在前，其开口低；位置在后，则开口要高；位置最后，开口最高。

四、上肢骨

（一）上肢骨的组成

上肢骨由上肢带骨和自由上肢骨组成。

上肢带骨包括位于胸廓前上部、呈"～"形的锁骨（内侧2/3凸向前）和位于胸廓后部外上方、呈三角形的肩胛骨（位置介于第2～7肋骨水平之间）。自由上肢骨包括位于臂部的肱骨、位于前臂的桡骨（外侧）和尺骨（内侧）以及手骨。手骨由近侧向远侧包括8块腕骨、5块掌骨和14块指骨。拇指有2节指骨，其余4指均为3节，由近侧向远侧依次为近节指骨、中节指骨和远节指骨。

（二）肩胛骨的形态特点

肩胛骨可分为3个缘、3个角和2个面。3个缘为上缘、内侧缘和外侧缘，上缘外侧部有一呈屈指状突起的喙突。上角和下角位于内侧缘的上端和下端，分别平对第2和第7肋骨。外侧角肥厚，有朝向外微凹的关节盂。前面为一浅窝，称肩胛下窝。后面被横行耸起的肩胛冈分成冈上窝和冈下窝。肩胛冈的外侧端向外上方伸展为肩峰。

（三）肱骨的形态特点

肱骨分一体两端。上端有半球形的肱骨头，头的外侧和前方的隆起分别称大结节和小结节，两者之间有结节间沟。上端与体相交处稍细，称外科颈。肱骨体中部外侧有粗糙的三角肌粗隆。体的后面有自内上斜向外下的桡神经沟。下端外侧部为半球形的肱骨小头；内侧部为肱骨滑车。在滑车的后上方有深陷的鹰嘴窝。下端向内、外侧各有一突起，分别称内上髁和外上髁。内上髁的后下方有尺神经沟。

（四）桡骨的形态特点

桡骨分一体两端。上端有圆盘状的桡骨头。头上面形成关节凹，头周围有环状关节面。头下方较细，称桡骨颈。颈下方后内侧的粗糙突起为桡骨粗隆。桡骨下端的内侧有关节面，称尺切迹；外侧有向下突出的茎突。下端的下面有凹陷的腕关节面。

（五）尺骨的形态特点

尺骨分一体两端。上端前面有一凹陷的关节面，称滑车切迹。此切迹的后上方和前下方各有一突起，分别称为鹰嘴和冠突。冠突外侧的关节面为桡切迹。冠突前下方有粗糙的尺骨粗隆。尺骨下端为尺骨头，其后内侧也有向下突出的茎突。

（六）腕骨的名称和排列位置

腕骨共 8 块，均属短骨，排成两列。近侧列由桡侧向尺侧依次为：手舟骨、月骨、三角骨和豌豆骨；远侧列由桡侧向尺侧依次为：大多角骨、小多角骨、头状骨和钩骨。全部腕骨相互连结，掌面凹陷形成腕骨沟。

【难点疑点】

关于肱骨、尺骨和桡骨的几个特点：

（1）桡骨上端细小，下端粗大；尺骨上端粗大，下端细小。

（2）尺切迹是桡骨上的结构，桡切迹是尺骨上的结构。

（3）桡神经沟和尺神经沟均是肱骨上的结构，而不是桡骨和尺骨上的结构。

五、下肢骨

（一）下肢骨的组成

下肢骨由下肢带骨和自由下肢骨组成。下肢带骨只有一块髋骨，为不规则的扁骨，主要参与构成骨盆壁。自由下肢骨包括位于股部的股骨和髌骨、位于小腿的胫骨（内侧）和腓骨（外侧）以及足骨。足骨由近侧向远侧包括 7 块跗骨、5 块跖骨和 I4 块趾骨（各趾趾节数及名称类同于指骨）。髌骨位于股骨下端的前面，在股四头肌腱内，其后面有关节面与股骨相关节。

（二）髋骨的形态特点

髋骨由髂骨、坐骨和耻骨构成，三骨分别位于髋骨的上部、后下部和前下部。3 块骨的骨体融合处的外侧面有一深窝，称髋臼。

髂骨分为体和翼两部分。髂骨体构成髋臼的上部。髂骨翼的上缘称髂嵴（两侧髂嵴最高点连线约平第 4 腰椎棘突），它的前、后端分别为髂前上棘和髂后上棘。在髂前上棘后方 5～7 cm 处，髂嵴外缘向外突出为髂结节。髂骨翼内面的浅窝称髂窝，窝的下界为弓状线。髂窝的后下方有耳状面，它的下方骨缘凹陷成坐骨大切迹。

坐骨分为体和支两部分。坐骨体构成髋臼的后下部，其下部为粗大的坐骨结节。体的后缘有三角形的坐骨棘，它的下方有坐骨小切迹。坐骨结节向前内上方延为坐骨支。

耻骨分为体、上支和下支 3 部分。耻骨体构成髋臼的前下部，其上面与髂骨体结合处形成髂耻隆起。体向前内方延为耻骨上支，再向下转为耻骨下支，与坐骨支相接。耻骨和坐骨围成闭孔。耻骨上支的上缘称耻骨梳，其前端终于耻骨结节。耻骨结节到中线的粗钝骨缘为耻骨嵴。耻骨上、下支移行处的内侧有趾骨联合面。

（三）股骨的形态特点

股骨分为体和上、下两端。上端有球形的股骨头，头下外侧的狭细部分为股骨颈。颈与体交界处的外上侧和内下方的隆起，分别为大转子和小转子。体后面纵行骨嵴的上端向外延续为粗糙的臀肌粗隆。下端有两个膨大，分别称内侧髁和外侧髁。两髁的前、下和后面都有光滑的关节面。两裸侧面上最突起处，分别为内上髁和外上髁。

（四）胫骨的形态特点

胫骨分为一体和两端。上端向两侧突出，形成内侧髁和外侧髁，两髁上面各有一关节面，两关节面之间有髁间隆起。胫骨体前缘锐利，上端终止于粗糙的胫骨粗隆。下端的内侧有向下的扁突，称内踝。下端的下面和内踝的外侧面都有关节面。

（五）腓骨的形态特点

腓骨分为一体和两端。上端略膨大为腓骨头，头下方缩窄部为腓骨颈。下端膨大为外踝，其内侧面有关节面。

（六）跗骨的排列位置

跗骨共 7 块，分 3 列排列：后列有位于上方的距骨和下方的跟骨；中列为位于距骨前方的足舟骨；前列由内侧向外侧，依次为内侧楔骨、中间楔骨、外侧楔骨和骰骨。

【记忆要点】
可将每块跗骨名称的头一个字简化成记忆口诀："距、跟、骰、舟、楔（3 块）"。

骨的记忆口诀

胸骨形态意义

胸骨形似一匕首　　上柄中体下剑突
柄体交界胸骨角　　平对二肋向前凸

椎间盘

椎体之间纤维环　　胶状髓核在中间
后外薄弱易脱出　　压迫神经致痛瘫

脊柱韧带及意义

脊柱韧带，三长两短

腰椎穿刺，棘上棘间

再透黄韧，进入椎管

脊柱的整体观

上细下粗尾部尖　　　承受压力密相关

后观棘突一条线　　　颈短胸斜腰平扁

侧观生理四个弯　　　线条大方又美观

胸骶弯曲凸向后　　　颈腰二曲凸向前

肋的联结

一肋连于胸骨柄　　　二肋对角标志明

三至七肋与体连　　　八至十肋成肋弓

十一十二称浮肋　　　前端游离肌肉中

胸廓形态、运动

胸廓形似小鸟笼　　　上窄下宽扁锥形

上口狭小前下斜　　　下口封膈分腹胸

容纳保护心肝肺　　　呼气下降吸气升

颅骨名称

脑颅八块颅前起　　　额筛蝶枕各有一

顶骨颞骨各两块　　　构成颅盖和颅底

面颅总共有十五　　　构成颜面骨根基

形单影只下颌舌　　　独来独往一张犁

其余都要成双对　　　泪颧腭甲上颌鼻

颅顶观

颅顶借缝联结紧　　　三缝名为冠矢人

婴颅骨化未完成　　　缝间膜闭叫颅囟

颅底内面观

前窝中央是筛板　　　筛孔通鼻嗅丝穿

中窝之中垂体窝　　　前高后高似蝶鞍

两侧圆孔卵圆孔　　　棘孔位于最后边

前部通眶眶上裂　　　圆形短管视觉连

后窝中央是大孔　　　前外舌下神经管

岩部后面内耳门　　　颈静脉孔二沟延

注：圆形短管——视神经管　　二沟——横窦沟、乙状窦沟

翼点位置、意义

翼点位于太阳穴　　额顶颞蝶会颞窝
内有脑膜中动脉　　骨折皆因骨质薄

骨性鼻旁窦名称特点

鼻旁窦，如音箱　　鼻腔周围骨内藏
额筛蝶窦上颌窦　　都有开口通鼻腔

颞下颌关节构成及特点

下颌头，下颌窝　　构成关节功能多
关节腔有关节盘　　关节囊壁前薄弱
咀嚼语言做表情　　张口过大向前脱

肩胛骨形态特点

肩胛三角形　　上冈登高峰
外侧关节盂　　上下二七平

肱骨主要结构

上大下小两个头　　小头推着滑车走
解剖外科两个颈　　骨折快往外科走
尺桡两个神经沟　　同名神经沟内走

腕骨名称

舟月三角豆　　大小头状钩

肩关节构成特点

肩关节，很灵活　　关节囊松下薄弱
肱骨头大盂浅小　　运动不当向下脱

肘关节构成及特点

肘关节，最特殊　　一个囊内包三组
肱桡肱尺桡尺近　　桡环韧带尺桡副
屈肘三角伸直线　　脱位改变能查出

髋骨主要结构

髂耻坐骨三合一　　一面一孔一个嵴
二窝二线二切迹　　三节三支三个棘

注：一面——耳状面；一孔——闭孔；一个嵴——髂嵴；二窝——髂窝、髋臼；二线——弓状线、耻骨梳；二切迹——坐骨大切迹、坐骨小切迹；三节——髂结节、耻骨结节、坐骨结节；三支——坐骨支、耻骨上支、耻骨下支；三个棘——髂前上棘、髂后上嵴、坐骨棘。

跗骨名称

距下有跟前接舟　　舟前三楔跟前骰

骨盆构成、分界及男女骨盆比较

骶骨尾骨两髋骨　　构成骨盆起保护

界线以下小骨盆　　男窄女宽很清楚

男腔漏斗女腔桶　　男小女大看角度

第二节　关节学

一、总论

（一）骨联结的形式

骨与骨之间借纤维结缔组织、软骨或骨相连，形成骨联结（也即笼统意义上的关节）。骨联结的形式可分为直接联结和间接联结两大类。

直接联结指骨与骨之间借纤维结缔组织或软骨组织或骨组织直接相连，其间无间隙，不活动或仅有极少活动。它包括借纤维结缔组织相连的纤维联结，如连于椎骨棘突间的韧带和颅骨间的缝；以软骨组织相连的软骨联结，如椎间盘；以及借骨组织相连的骨性结合，如骶椎间的骨性融合。

间接联结是指滑膜关节，通常简称关节，是骨联结的最高分化形式，其特点为组成关节的相对骨面互相分离、具有间隙，仅靠附着在相对骨面周围的结缔组织相互联结，骨与骨间能产生运动。

以下所说的关节是指滑膜关节。

（二）关节的基本结构

每个关节都必须具备的基本结构有关节面、关节囊和关节腔。

关节面指相关节骨的相对面或接触面。每个关节至少包括两个关节面，其中面凸者为关节头，面凹者为关节窝。关节面上覆盖有关节软骨，它光滑、富有弹性，可减少运动时的摩擦，并能缓冲震荡。

关节囊由结缔组织构成，附着于关节面周缘及其附近的骨面上，可分为内、外两层：外层为纤维层，由致密结缔组织构成，十分坚韧，对关节有一定的稳固和保护作用；内层为滑膜层，衬贴于纤维层的内面，其边缘附着于关节软骨的周缘，包被着关节内除关节软骨、关节唇和关节盘以外的所有结构，是一层富含血管的疏松结缔组织膜，能分泌滑液，可润滑和营养关节软骨。

关节腔为关节囊滑膜层和关节软骨共同围成的密闭腔隙，内含少量滑液，可减少运动时的摩擦。腔内为负压，对维持关节的稳固性有一定作用。

（三）关节的辅助结构

关节除必须具备上述基本结构外，某些关节为适应其运动机能，还有一些辅助结构，以增加关节的灵活性或稳固性。

韧带为连于两骨间的致密结缔组织束，可增加关节的稳固性。位于关节囊外的，称囊外韧带，可以是关节囊纤维层的局部增厚，也可独立存在于关节囊周围；位于关节囊内的（有滑膜包裹），称囊内韧带。关节盘为位于两个关节面之间的纤维软骨板，周缘附着于关节囊的内面，将关节腔分成两部分，使两个关节面更为适合，既可增加关节的稳固性，又可使关节运动多样化。

关节唇为附着于关节窝周缘的纤维软骨环，可使关节窝加大加深，增加关节的稳固性。

滑膜襞和滑膜囊，滑膜襞为关节囊滑膜层向关节腔内突出形成的皱襞，襞内常含脂肪，充填于关节腔内的空隙，以增加关节的稳固性。滑膜囊为关节囊滑膜层经纤维层的薄弱处向外伸出的囊状突起，它位于肌腱与骨面之间，可减少运动时二者间的摩擦。

（四）关节的运动

关节围绕其运动轴进行各种运动。关节面的形状和大小决定了关节的运动形式和范围。关节的运动形式根据关节的 3 种轴可分为 3 组。

屈和伸指关节沿冠状轴所做的运动。运动时相关节的两骨彼此靠近、角度变小为屈；反之为伸。一般来讲，关节屈时骨向腹侧面靠拢，而在足部，踝关节的伸是指足背向小腿靠拢，被称为背屈；反之为跖屈。

收和展指关节沿矢状轴所做的运动。运动时，骨向正中矢状面靠拢为内收；远离为外展。手指的内收和外展运动，是指各手指以中指为中心的靠拢和散开，足趾的发展则以第 2 趾为准。

旋转指骨环绕其本身的垂直轴所做的运动。骨的前面转向内侧时为旋内；转向外侧时则为旋外。在前臂，桡骨围绕通过经桡骨头和尺骨头间的轴线旋转，其中手背转向前方的运动为旋前；而将手掌恢复向前、手背转向后方的运动为旋后。

凡具有冠状和矢状两个运动轴的关节还可做环转运动，运动时骨的近端在原位转动，骨的远端做圆周运动，全骨的运动轨迹可描绘为一圆锥形。

3块及3块以上的骨被包裹在一个关节囊内，所形成的关节为复关节。两个或两个以上结构完全独立、但运动却必须同时进行的关节，被称为联动关节（联合关节）。

【难点疑点】

勿将骨联结等同于关节，并注意下列运动形式的特殊性：

（1）一般向前为屈，向后为伸；而膝关节以下相反，即向前为伸，向后为屈。如膝关节向前为伸膝关节，向后为屈膝关节；踝关节向前为伸踝关节，向后为屈踝关节。

（2）拇指与手掌面的角度减小为屈，反之为伸。

（3）前臂的旋内又称旋前，前臂的旋外又称旋后。

（4）足尖上抬为踝关节的伸，又称背屈；足尖下垂为踝关节的屈，又称跖屈。

（5）踝关节内收又称为内翻位，外展又称为外翻位。

（6）环转不要与旋转（包括旋内、旋外）混同。

二、躯干骨的联结

（一）椎骨的联结概况

椎体间的联结相邻的椎体间借椎间盘、前纵韧带和后纵韧带相连。（椎间盘将另段叙述）。

前纵韧带和后纵韧带是两条纵行的长韧带，很坚韧，分别位于椎体和椎间盘的前面和后面，前纵韧带宽厚；后纵韧带窄薄。前、后纵韧带可限制脊柱过度后伸或前屈，能防止椎间盘向前或向后脱出。

椎弓间的联结椎弓间借韧带和关节突关节相连。

在韧带中，最重要的属弓间韧带，也称黄韧带，它位于相邻的椎弓板之间，由弹力纤维构成，可防止脊柱过度前屈。在相邻的横突间有横突间韧带，棘突之间有棘突间韧带，连于各棘突尖端的为棘上韧带。

关节突关节由相邻椎骨的上、下关节突构成，关节面曲度很小，只能做很微小的运动。在寰椎与枢椎间有寰枢关节，是由寰椎的前弓与枢椎的齿突以及寰椎的两侧块的下关节面与枢椎的上关节面构成的3个独立关节，但在机能上它们是联合关节，共同使头做旋转运动。

椎骨与枕骨间的联结在寰椎与枕骨间有寰枕关节，由寰椎的上关节凹和枕髁共同构成，属联合关节，使头做俯、仰、侧屈和环转运动。

【难点要点】

椎骨由椎体和椎弓两部分组成，因此椎骨的联结可分为椎体间的联结和椎弓间的联结两大类。特别注意的是椎骨间的联结不等同于椎体间的联结。位于椎体间的联结有椎间盘、前纵韧带、后纵韧带和钩椎关节，位于椎弓间的联结有黄韧带、棘上韧带、棘间韧带、项韧带、关节突关节、腰骶关节等。

（二）椎间盘的形态、结构和功能

椎间盘为连于相邻两椎体间的纤维软骨盘，分纤维环和髓核两部分，纤维环位于周围，为多层的呈同心圆紧密排列的纤维软骨，坚韧而有弹性；髓核位于中央，为柔软而有弹性的胶状物质。椎间盘不仅将相邻的椎体紧密连接在一起，而且还可缓冲震荡，承受压力，并允许脊柱有一定的运动。椎间盘各处厚度不一，腰部最厚，故脊柱腰段活动度最大。椎间盘的形状可随脊柱的运动而改变，当脊柱前屈时，椎间盘前份因受挤压而变薄，髓核也稍向后移；伸脊柱时则相反。随着年龄的增长，椎间盘可发生退行性改变。由于纤维环前厚后薄，加之后纵韧带薄而窄，髓核易向后外侧突出，压迫脊髓或脊神经根，产生神经根压迫症状（椎间盘脱出症）。

【记忆要点】

椎间盘共有 23 块，位于相邻椎体之间，最上一个在 C_2、C_3 之间，椎间盘数正好与最上椎间盘在 C_2、C_3（顿号去掉）的数字相同，这样只要记住最上椎间盘所在的位置就可以了。同时要注意的是：椎间盘的数目是 23 块，不能因为椎骨有 26 块，推想椎间盘数目为 25 块。

（三）脊柱的整体观

脊柱由 24 块椎骨、骶骨和尾骨借椎间盘、韧带和关节联结而成，构成人体的中轴，起支撑和负重作用，并参与构成胸腔、腹腔和盆腔的后壁。其中央的椎管容纳脊髓和脊神经根。脊柱从前面观，可见椎体由上而下逐渐加宽，这与椎体的负重逐渐增加有关；自骶骨耳状面以下，由于重力经髋骨传至下肢，所以骶骨、尾骨迅速变小。从后面观，可见棘突在背部正中形成由上而下的一条纵嵴，两侧为容纳背部深肌的纵沟。颈部棘突短，胸部棘突长，伸向后下方，腰部棘突呈矢状位的宽板状，水平伸向后方，其中腰 3、4 棘突间隙为临床进行腰椎穿刺的常用部位。从侧面观，可见脊柱有四个生理弯曲，其中颈曲、腰曲凸向前，胸曲、骶曲凸向后，这些弯曲可缓冲人体在运动时对脑和内脏产生的震荡，并可维持人体重心的平衡。脊柱可做前屈、后伸、侧屈、旋转和环转运动。

（四）胸廓的组成、形态和运动

胸廓由脊柱胸段、12 对肋及胸骨联结而成。肋的后端借肋椎关节（包括肋头与肋凹形成的肋头关节和肋结节与横突肋凹形成的肋横突关节）与胸椎相连；前段为肋软骨。第 2~7 肋软骨与胸骨构成关节。第 1 肋软骨与胸骨直接相连。第 8~10 肋软骨与上位肋软骨相连，形成肋弓。第 11、12 肋前端游离。胸廓呈上窄下宽，前壁短后壁长，前后略扁的圆锥形，有上下两口：上口小，由第 1 胸椎体、第 1 对肋和胸骨柄上缘围成；胸廓下口宽大，由第 12 胸椎体、第 11、12 对肋、肋弓和剑突围成。两侧肋弓之间的夹角为胸骨下角。相邻两肋之间的间隙为肋间隙。胸廓容纳、保护心、肺、肝等重要的内脏器官，同时参与呼吸运动。吸气时肋前端上提，胸腔容积扩大；呼气时则相反。

【重点要点】

锁骨虽然在胸廓上口的周围（它属于上肢骨范畴），但锁骨既不参与胸廓上口的围成，又不参与胸廓的组成。

三、颅骨的联结

（一）颅骨联结的形式

大多数颅骨以缝或软骨相连，连接十分牢固，无活动性，逐步骨化后形成骨性结合。舌骨与颅底间借韧带相连，可随吞咽上、下活动。颅骨间唯一的关节存在于颞骨和下颌骨之间，即一对颞下颌关节。

（二）颞下颌关节的组成、结构特点和运动

颞下颌关节又称下颌关节，由下颌骨的下颌头和颞骨的下颌窝及关节结节构成。关节囊松弛，前部薄弱，外侧有韧带加强，囊内有关节盘，其周缘附着于关节囊，将关节腔分成了上、下两部分。

颞下颌关节为联合关节，两侧同时运动可使下颌骨做上提（闭口）和下降（张口），前伸、后退和侧方运动。由于关节囊的前部薄弱，在张口过大时，下颌头和关节盘可一起滑出关节窝至关节结节前方，造成下颌关节脱位。

四、上肢骨的联结

（一）上肢骨的联结概况

由锁骨的胸骨端与胸骨的锁切迹构成的胸锁关节，是上肢骨与躯干骨之间的唯一关节，它使上肢骨与躯干骨连在一起，并可使锁骨外侧端及整个肩部做上、下、前、后以及环转运动。

其余的上肢各骨主要借关节彼此相连，包括位于锁骨与肩胛骨间的肩锁关节；位于肩胛骨与肱骨间的肩关节；位于肱骨与桡、尺骨间的肘关节，在桡、尺骨间，除有前臂骨间膜连于两骨的相对缘外，还有位于它们近、远端间的桡尺近侧关节和桡尺远侧关节，二者为联合关节，通过经桡骨头和尺骨头的轴线，可做旋前和旋后运动；此外，还有手骨的联结。手骨的联结包括有桡腕关节、腕骨间关节、腕掌关节、掌指关节和指骨间关节。

在各腕掌关节中，以拇指腕掌关节最为重要，它由大多角骨和第 1 掌骨底构成，活动度较大，除可使拇指做屈、伸、收、展和环转运动外，还可使拇指做对掌运动（使拇指与其他指的掌面相接触），这在人类甚为重要，是人手握持工具，完成精细动作不可缺少的运动功能。

（二）肩关节的组成、结构特点和运动

肩关节由肱骨头与肩胛骨的关节盂构成，关节盂周缘附有盂唇，使关节窝略加大加深。肩关节的结构特点是关节头大，关节窝浅小，关节囊薄而松弛，囊的上壁有喙肱韧带等加强，前壁和后壁均有肌腱纤维编入，其下方却是一薄弱区域，是肩关节脱位时关节头易脱出的部位。此外，在肩关节上方、连于喙突和肩峰之间的喙肩韧带，也有保护肩关节，防止肱骨向上脱位的作用。肩关节囊内还有肱二头肌长头腱（包有滑膜）通过。

肩关节是全身最灵活的关节，可做屈、伸、收、展、旋内、旋外和环转运动。

（三）肘关节的组成、结构特点和运动

肘关节由肱骨的下端和桡、尺骨上端共同构成，是一个复关节，它包括 3 个关节：①肱尺关节，由肱骨滑车和尺骨滑车切迹构成。②肱桡关节，由肱骨小头和桡骨头关节窝构成。③桡尺近侧关节，由桡骨的环状关节面和尺骨的桡切迹构成。3 个关节共同包裹在一个关节囊内。关节囊前、后壁薄而松弛，两侧有侧副韧带加强，肘关节容易向后脱位。在桡骨头环状关节面的周围，有桡骨环状韧带环抱，可防止桡骨

头脱位。

肘关节可做屈、伸展运动，桡尺近侧关节还参与旋前和旋后运动。

（四）桡腕关节的组成、结构特点和运动

桡腕关节又称腕关节，由桡骨腕关节面和尺骨下方的关节盘共同构成关节窝，手舟骨、月骨和三角骨构成关节头，关节囊松弛，周围都有韧带加强。

桡腕关节可做屈、伸、收、展和环转运动。

五、下肢骨的联结

（一）下肢骨的联结概况

髂骨和骶骨的耳状面共同构成骶髂关节，下肢骨在此与躯干骨相连，人体的重量亦在此由脊柱传至下肢。该关节的关节面凸凹不平，关节囊紧张，周围韧带强韧，因而十分稳固。两侧耻骨联合面借耻骨间盘彼此相连。髋骨与骶、尾骨共同围成骨盆，三骨间亦有韧带加固：①骶结节韧带，连于骶、尾骨侧缘和坐骨结节之间。②骶棘韧带，连于骶、尾骨侧缘至坐骨棘，两条韧带与坐骨大、小切迹共同围成坐骨大孔和坐骨小孔，孔中有肌、血管和神经通过。

髋骨与股骨间有髋关节，其余下肢各骨亦主要借关节彼此相连，包括有膝关节、踝关节、跗骨间关节、跗跖关节、跖趾关节和趾骨间关节。在胫骨与腓骨之间除相对缘间连有小腿骨间膜外，还有上端的胫腓关节和下端的韧带联结。

跗骨间关节为 7 块跗骨之间的微动关节，主要包括距跟关节、距跟舟关节和跟骰关节，前两关节联合运动可使足做内翻和外翻足心的运动；后两关节常合称跗横关节，它的关节线呈横位的 S 形，临床可沿此线进行足的断离术。

在跗骨与跖骨间有大量的韧带，将各骨牢固相连，形成向上凸的足弓，包括内外方向的横弓和前后方向的纵弓，站立时使足主要以跟骨结节和第 1 和第 5 跖骨头着地，像有弹性的"三脚架"，使身体稳立于地面。足弓具有弹性，可缓冲运动时产生的震荡，并可保护足底的血管和神经。

（二）髋关节的组成、结构特点和运动

髋关节由髋臼和股骨头构成，髋臼的周缘附有纤维软骨构成的髋臼唇，以增加关节窝的深度，使股骨头关节面几乎全被包入髋臼内，从而增加了关节的稳固性。关节囊坚韧而紧张，在前面包裹全部股骨颈，在后面则只包裹到股骨颈的内侧 2/3，故股骨颈骨折时，由于其骨折线所在位置的不同，可有囊内、囊外和混合性骨折之分。髂

股韧带为髋关节最强大的囊外韧带，位于关节囊前方，可限制髋关节过伸，并对维持人体直立姿势有很大作用。关节囊后下壁较薄弱，髋关节脱位时，股骨头容易从下方脱出。股骨头韧带是髋关节的囊内韧带，内含股骨头的营养血管。

髋关节可做屈、伸、收、展、旋转和环转运动。由于股骨头深陷于髋臼中，关节囊厚而坚韧，周围有韧带加强，故运动幅度较肩关节小，但稳固性好，适于负重和行走。

（三）膝关节的组成、结构特点和运动

膝关节是人体最大、最复杂的关节，由股骨的内、外侧髁，胫骨的内、外侧髁和髌骨构成。关节囊宽阔而松弛，囊的各壁均有韧带加强，前壁有股四头肌腱、髌骨和髌韧带；内侧壁有胫侧副韧带，为关节囊纤维层的局部增厚；外侧壁有腓侧副韧带，它独立于关节囊外。在关节囊内有前、后交叉韧带，连于股骨内、外侧髁的相对面和胫骨髁间隆起之间，可防止胫骨前后移位。在股骨和胫骨的关节面之间，垫有两块纤维软骨构成的半月板，其中内侧半月板较大，呈"C"形；外侧半月板较小，呈"〇"形，半月板的存在使上、下两关节面更为适应，既增加了关节的稳固性，又可增加关节运动的灵活性。膝关节囊的滑膜层向腔内突出形成皱襞，称翼状襞，襞内含有脂肪组织，充填于关节腔内的空隙，使关节更加稳固。部分滑膜经纤维层的薄弱处向外突出，在股四头肌腱与股骨间形成滑膜囊，称髌上囊，可减少运动时肌腱与骨面之间的摩擦。

膝关节可做屈、伸展运动；由于屈位时两侧副韧带松弛，此时小腿还可做轻度的旋内和旋外运动。

【记忆要点】

关节的内侧半月板较大，呈"C"形；外侧半月板较小，呈"〇"形，可以用"Co"来记忆。"Co"正好是钴元素的元素符号，"C"在左侧以示内侧半月板，大写表示较大，本身是"C"表示"C"形；在右侧以示外侧半月板，小写表示较小，本身是"〇"表示"O"形，这样就只要记钴元素就可以了。

（四）踝关节的组成、结构特点和运动

踝关节又称距小腿关节，由胫、腓骨的下端和距骨构成。关节囊前、后壁薄而松弛，两侧有韧带加强。

踝关节可使足做背屈和跖屈运动。

（五）骨盆的组成和形态特点

骨盆由骶骨、尾骨和两侧的髋骨构成，被界线分为前上方的大骨盆和后下方的小骨盆。小骨盆又称骨盆，有上、下两口：骨盆上口，由界线围成，界线由骶骨的岬、弓状线、耻骨梳、耻骨嵴和耻骨联合上缘构成；骨盆下口由尾骨尖、骶结节韧带、坐骨结节、坐骨支、耻骨下支和耻骨联合下缘围成。骨盆腔为骨盆上、下两口间的腔隙，是前壁短、侧壁和后壁长的骨性管道，在女性，这是胎儿娩出的产道。两侧坐骨支和耻骨下支构成耻骨弓，其间的夹角为耻骨下角。骨盆起着传导重力和支持、保护盆腔脏器的重要作用。

骨盆在成年男性和女性有着明显的性别差异，男性的骨盆窄长，骨盆上口近似心形，下口和耻骨下角较小；女性骨盆的外形短宽，骨盆上口近似圆形，下口和耻骨下角较大，这些特点与妊娠和分娩有关。

【记忆歌诀】

髋关节构成及特点

股骨头圆髋臼深　　髋臼周缘髋臼唇

外内韧带髂股头　　囊薄后下余坚韧

膝关节特点

膝关节，最复杂　　承受压力也最大

关节囊松韧带补　　髌下韧带最发达

内 C 外 O 半月板　　前后韧带相交叉

注：髌下韧带——髌骨下方的韧带，即髌韧带。

第三节　肌学

一、总论

人体的肌组织可分为 3 类，即平滑肌、心肌和骨骼肌，前两者为不随意肌，平滑肌主要构成内脏和血管的壁，心肌构成心壁。骨骼肌为随意肌，可随人的意志收缩，一般附着于骨，少数附着于皮肤。运动系统中所讲的肌，都是指骨骼肌。

（一）肌的构造和形态

每块肌均由肌腹和肌腱两部分构成，外面包有结缔组织的肌外膜。肌腹一般位于肌的中部，由骨骼肌纤维组成，具有收缩和舒张能力；肌腱多位于肌的两端，由致密的胶原纤维组成，无收缩功能。阔肌的腱扁宽呈膜状，称为腱膜。骨骼肌根据其形状大致可分为长肌、短肌、阔肌和轮匝肌四种。

（二）肌的起止、作用和配布

骨骼肌多借助肌腱附着于两块或两块以上的骨，中间跨过关节，肌收缩时，两骨距离靠近，产生运动。肌在固定骨上的附着点，被认为是定点，也被称为肌的起点；肌在移动骨上的附着点被认为是动点，也被称为肌的止点。肌的主要作用是收缩，表现有静力工作和动力工作两种形式。骨骼肌的配布与关节的运动轴有关。

（三）肌的辅助装置

在肌的周围有肌的辅助装置协助肌的活动，保持肌的位置，减少肌运动时的摩擦，它包括筋膜、滑液囊和腱鞘。

1. 筋膜

筋膜遍布全身，分为浅筋膜和深筋膜。浅筋膜位于皮下，由疏松结缔组织构成，包裹全身，内含丰富的脂肪及血管和神经，对位于其深方的结构具有保护作用。深筋膜位于浅筋膜的深方，由致密结缔组织构成，包裹于肌的表面，还深入肌群间并附着于骨面形成肌间隔。深筋膜还包裹神经和血管，形成血管神经鞘。

2. 滑膜囊

滑膜囊为结缔组织小囊，内含滑液，多位于肌腱与骨面之间。

3. 腱鞘

腱鞘为包裹在长肌腱外面的鞘管，多位于手、足等活动性较大的部位。腱鞘可分为纤维层（腱纤维鞘）和滑膜层（腱滑膜鞘）两部分。纤维层在外，是增厚的深筋膜，附着于骨，两者共同围成的骨性纤维管道，对肌腱起约束作用。滑膜层位于纤维层内，又分为两层；外层为壁层，紧贴于纤维层的内面；内层为脏层，包裹于肌腱的表面，其间为密闭的滑膜腔，内含少量滑液。腱鞘可减少运动时肌腱与骨面之间的摩擦。

【难点疑点】

肌腱、中间腱、腱划、腱膜、腱鞘、韧带的区别：

（1）肌腱——位于肌腹的两端，由腱纤维构成，强韧而无收缩力。

（2）中间腱——位于两个肌腹之间的肌腱，如二腹肌的中间腱。

（3）腱划——是指将肌腹分割成多个肌腹的肌腱，如腹直肌的腱划。

（4）腱膜——是指阔肌上呈薄片状的肌腱（中间腱、腱划、腱膜，此三者均属肌腱范畴，只是表现形式不同）。

（5）腱鞘——是套在长腱周围的鞘管。

（6）韧带——是位于关节周围或关节囊内的致密结缔组织。

二、躯干肌

躯干肌主要包括背肌、胸肌、膈和腹肌。

（一）背肌

最主要的背肌有斜方肌、背阔肌和竖脊肌。

1. 斜方肌

斜方肌位于项部和背上部的浅层，起于自枕外隆凸直达第 12 胸椎棘突的背部中线处，纤维行向外方，止于锁骨外侧段、肩峰和肩胛冈。上部肌束收缩，可上提肩胛骨，下部肌束收缩可降肩胛骨，中部或全部肌束收缩则可使两侧的肩胛骨向中线靠近。

2. 背阔肌

背阔肌为全身最大的阔肌，位于背下部和胸外侧的浅层，起于下 6 个胸椎及全部腰椎棘突、骶骨背面中线和髂嵴后部，止于肱骨小结节下方。作用为使肱骨后伸、内收和旋内。

3. 竖脊肌

竖脊肌又称骶棘肌，位于背部的深层、脊柱两侧的沟中，是背肌中最长、最强大的肌，起于骶骨背面和髂嵴后部，止于椎骨、肋骨和颞骨。一侧竖脊肌收缩，可使脊柱侧屈，两侧同时收缩可使脊柱后伸和头后仰。

（二）胸肌

1. 胸大肌

胸大肌位于胸前壁上部，起于锁骨内侧段、胸骨和上部肋软骨，止于肱骨大结节下方。胸大肌收缩可使肩关节前屈、内收和旋内；当上肢上举并固定时，则可引体向上，并可提肋助吸气。

2. 胸小肌

胸小肌位于胸大肌深面，起自第 3～5 肋，止于肩胛骨喙突，收缩时可向前下方拉肩胛骨。

3. 前锯肌

前锯肌位于胸廓侧壁，以数个肌齿起于上 8 个肋骨的外面，纤维经肩胛骨前方，止于肩胛骨的内侧缘和下角。前锯肌收缩时可拉肩胛骨向前，使肩胛骨紧贴胸廓，下部肌束可使肩胛骨下角旋外，协助举臂。

（三）膈

膈为向上膨隆呈穹隆状的扁阔肌，位于胸、腹腔之间，构成胸腔的底和腹腔的顶。膈的周围部分为肌性部，附着于胸廓的下口，中央为腱性结构，称为中心腱。膈有三裂孔：①主动脉裂孔，平对第十二胸椎体高度，有降主动脉和胸导管通过。②食管裂孔，位于主动脉裂孔的左前方，平对第十胸椎体高度，有食管和迷走神经通过。③腔静脉孔，在食管裂孔的右前方，平对第八胸椎体高度，有下腔静脉通过。

膈为主要的呼吸肌，膈与腹肌同时收缩，可增加腹压，以协助排便、分娩及呕吐。

【记忆要点】

3 个裂孔位置依次相差 2 个椎体；主 A 内有血液，胸导管内有淋巴液，两者可联想在一起，均通过主 A 裂孔；迷走 N 贴食管走行，且支配食管运动，故此两者亦可联想在一起，均通过食管裂孔；腔 V 孔只有下腔 V 通过。同时，注意腔 V 孔不能讲成下腔 V 裂孔。

（四）腹肌

1. 腹直肌
腹直肌位于腹前正中线两侧，全长被 3～4 个腱划分成若干肌腹，表面被腹直肌鞘包裹，腱划的前面与腹直肌鞘愈合紧密。

2. 腹外斜肌
腹外斜肌位于腹前外侧壁的最浅层。肌束由外上方斜向内下方，中上部肌束逐渐移行为腱膜，称腹外斜肌腱膜，向内经腹直肌前方，终止于腹正中线处的白线。腹外斜肌腱膜的下缘卷曲增厚，附着于髂前上棘和耻骨结节之间，形成腹股沟韧带。该韧带内侧端的部分腱纤维转向后下方，止于耻骨梳，形成腔隙韧带，也称陷窝韧带。腹外斜肌腱膜在耻骨结节的外上方处，形成一三角形的裂孔，即为腹股沟管浅环（皮下环）。

3. 腹内斜肌
在腹外斜肌深面，大部分肌束斜向内上方并移行为腱膜，在腹直肌的外缘，腱膜分为前、后两层，包裹腹直肌，终于白线。下部肌束行向前下方，形成凸向上的弓形下缘，越过精索（女性为子宫圆韧带）向内延为腱膜，与腹横肌腱膜的下部会合形成腹股沟镰，又称联合腱，止于耻骨梳的内侧端。在男性，腹内斜肌最下部的少量肌纤维包绕精索和睾丸，称为提睾肌。

4. 腹横肌

腹横肌位于腹内斜肌的深方，肌束横行向内移行为腱膜，经腹直肌后方，止于白线。其下部肌束和腱膜分别参与提睾肌和腹股沟镰的构成。腹直肌、腹外斜肌、腹内斜肌和腹横肌同属腹前外侧肌群，共同参与腹壁的构成，支持腹腔脏器，维持腹内压，收缩时还可协助排便、分娩及呕吐，并可使脊柱做前屈、侧屈和旋转运动。

（五）腹直肌鞘

腹直肌鞘由位于腹前外侧壁的 3 层阔肌的腱膜构成，分为前、后两层：前层由腹外斜肌腱膜和腹内斜肌腱膜的前层构成；后层由腹内斜肌腱膜的后层和腹横肌腱膜构成，前后两层在白线处愈合。但在脐下 4 ~ 5 cm 处以下，腹直肌鞘后层的腱膜全部转至腹直肌的前方，后层缺如，这样鞘后层下缘游离，形成一凹向下方的游离缘，称弓状线（或半环线），弓状线以下腹直肌的后面直接与腹横筋膜相贴。

（六）白线

白线位于腹前壁正中线上，由两侧腹直肌鞘的纤维交织而成，坚韧而少血管，其中部有脐环，为腹壁的薄弱点。

（七）腹股沟管

腹股沟管是腹前外侧壁下部肌与腱膜之间的潜在性裂隙，位于腹股沟韧带内侧半的上方，由外上方斜向内下方，4 ~ 5 cm。腹股沟管有两个口和 4 个壁：内口即腹股沟管深环（腹环），位于腹股沟韧带中点上方约 1.5 cm 处，为腹横筋膜向外的突口；外口为腹股沟管浅环（皮下环），位于耻骨结节外上方，为腹外斜肌腱膜的裂孔；前壁主要是腹外斜肌腱膜；后壁为腹横筋膜和腹股沟镰，下壁为腹股沟韧带；上壁为腹内斜肌和腹横肌的下缘。

腹股沟管在男性有精索通过，在女性有子宫圆韧带通过。腹股沟管是腹壁下部的薄弱区域，为腹壁疝的好发部位。

【难点疑点】

关于腹直肌鞘的构成：

（1）腹直肌鞘——包裹腹直肌，分为前、后两层。

（2）弓状线以上——腹直肌鞘前层由腹外斜肌腱膜和腹内斜肌腱膜前层构成；后层由腹内斜肌腱膜后层和腹横肌腱膜构成。

（3）弓状线以下——腹直肌鞘后层全部转至前面，共同构成前层；后层缺如

（腹直肌后面直接与腹横筋膜相贴）。

（4）弓状线（半环线）——在脐下 4~5 cm 以下，腹直肌鞘后层的游离下缘呈凸向上的弓形。

三、颈肌

1.胸锁乳突肌

胸锁乳突肌位于颈侧部的浅层，一侧收缩使头向同侧倾斜，脸转向对侧；两侧同时收缩可使头后仰。

2.舌骨上肌群和舌骨下肌群

该肌群位于颈前部。舌骨上肌群每侧 4 块，包括二腹肌、下颌舌骨肌、颏舌骨肌和茎突舌骨肌，它们参与口腔底的构成，并可上提舌骨。舌骨下肌群每侧也有 4 块，为胸骨舌骨肌、肩胛舌骨肌、胸骨甲状肌和甲状舌骨肌，它们共同作用可使舌骨和喉下降。

3.前、中、后斜角肌

斜角肌为颈深肌群中的主要肌，位于脊柱颈段两则，起于颈椎横突，前、中斜角肌止于第 1 肋，后斜角肌止于第 2 肋。前、中斜角肌和第 1 肋共同围成斜角肌间隙，其中有臂丛和锁骨下动脉通过。

四、头肌

（一）面肌

面肌又称表情肌，多数起自颅骨，止于头面部皮肤。颅顶肌主要指枕额肌，位于额部和枕部皮下，肌腹间借帽状腱膜相连，收缩时可提眉，并可使额部的皮肤出现皱纹。眼轮匝肌呈环形，位于眼裂周围，收缩时主要可使眼裂闭合。口周围肌呈环形或呈辐射状。环形肌为口轮匝肌，环绕口裂周围，收缩时使口裂闭合。辐射状肌可提上唇、降下唇、向各方牵拉口角，其中颊肌还有协助咀嚼的功能。

（二）咀嚼肌

咀嚼肌分布于下颌关节的周围，包括咬肌、颞肌、翼内肌和翼外肌。咬肌位于下颌支的外面，颞肌位于颞窝内，翼内肌位于下颌支的深面，而翼外肌位于颞下窝内。咬肌、颞肌和翼内肌收缩可上提下颌骨（闭口）；两侧翼外肌收缩，可使下颌骨前伸；颞肌后部纤维收缩，可使下颌骨后退；一侧翼外肌收缩可使下颌骨向对侧侧方运动。

五、上肢肌

（一）上肢带肌

上肢带肌位于肩关节的周围，起于上肢带骨，止于肱骨，能运动肩关节。

1. 三角肌

三角肌呈三角形，位于肩部，起于锁骨外侧段、肩峰和肩胛冈，纤维从前、上、后3个方向包裹肩关节，止于肱骨的三角肌粗隆。主要作用可使肩关节外展，其前部肌束收缩可使肩关节前屈和旋内，后部肌束收缩则使肩关节后伸和旋外。

2. 冈上肌、冈下肌、小圆肌和大圆肌

冈上肌、冈下肌、小圆肌和大圆肌位于肩胛骨的前面或后面。冈上肌起自冈上窝，肌束经肩关节的上方止于肱骨大结节，收缩时可使肩关节外展。冈下肌和小圆肌分别起自冈下窝和肩胛骨外侧缘背面，肌束经肩关节后方止于大结节，收缩时可使肩关节旋外。大圆肌起自肩胛骨下角的背面，肌束经肩关节的下方绕向前，止于肱骨小结节的下方，收缩时可使肩关节内收和旋内。

3. 肩胛下肌

肩胛下肌位于肩胛骨前面，起自肩胛下窝，肌束经肩关节前方，止于肱骨小结节，收缩时可使肩关节内收和旋内。

（二）臂肌

1. 肱二头肌

肱二头肌位于臂肌前群的浅层，长头起自肩胛骨关节盂上方，短头起自喙突，止于桡骨粗隆。肱二头肌收缩可屈肘关节，屈肩关节，当前臂旋前时可使前臂旋后。

2. 喙肱肌

喙肱肌位于肱二头肌短头的后内侧，起于喙突，止于肱骨内侧，收缩时可使肩关节内收、前屈。

3. 肱肌

肱肌位于肱二头肌下半部的深方，起于肱骨前面，止于尺骨粗隆，作用为屈肘关节。

4. 肱三头肌

肱三头肌位于肱骨的后面，以三个头起自肩胛骨关节盂的下方和肱骨的背面，止于尺骨鹰嘴。收缩时可使肘关节后伸，长头尚可助臂后伸和内收。

（三）前臂肌

前臂肌位于桡、尺骨周围，分为前、后两群。

1. 前群

前群位于前臂的前面，可分为3层。浅层有5块肌，由桡侧向尺侧依次为肱桡肌、旋前圆肌、桡侧腕屈肌、掌长肌和尺侧腕屈肌。除肱桡肌起自肱骨外上髁上方外，其余均起自肱骨内上髁，依次分别止于桡骨茎突、桡骨中部外侧面、掌骨、掌腱膜（手掌深筋膜）和腕骨。肱桡肌可屈肘，旋前圆肌可使前臂旋前，桡侧腕屈肌、尺侧腕屈肌和掌长肌可屈腕。中层仅有一块指浅屈肌，起于肱骨内上髁和桡、尺骨前面，肌腹移行为4条肌腱，经腕管分别止于第2~5指中节指骨体的两侧。收缩时可屈肘关节，屈腕关节，屈第2~5指的掌指关节和近侧手指骨间关节。深层有3块肌，紧贴于桡、尺骨前面，位于尺侧的是指深屈肌，位于桡侧的为拇长屈肌，旋前方肌位于二者的深方、腕关节的上方。拇长屈肌止于拇指远节指骨底，收缩时可屈拇指指骨间关节。指深屈肌止于第2~5指远节指骨底，可屈腕、屈第2~5指的掌指关节和指骨间关节。旋前方肌可使前臂旋前。

2. 后群

后群位于桡、尺骨的背面，可分为浅、深两层。浅层由桡侧向尺侧依次为桡侧腕长伸肌、桡侧腕短伸肌、指伸肌、小指伸肌和尺侧腕伸肌，它们均起自肱骨外上髁，止于掌骨和指骨。深层由桡侧向尺侧依次为旋后肌、拇长展肌、拇短伸肌、拇长伸肌和示指伸肌。前臂后群各肌的作用与其名称相同。

（四）手肌

手肌由18块小肌组成，可分为内侧群、外侧群和中间群。外侧群又称鱼际，由4块小肌组成。鱼际肌分浅、深两层，浅层外侧为拇短展肌，内侧为拇短屈肌；深层外侧为拇对掌肌，内侧为拇收肌。鱼际各肌的作用与其名称相同。内侧群又称小鱼际，是由3块小肌构成的小指侧的肌性隆起。小鱼际肌分浅、深两层，浅层外侧为小指短屈肌，内侧为小指展肌，深层为小指对掌肌。中间群位于手掌的中部，共有11块小肌。蚓状肌4块，分别位于相应指深屈肌腱的桡侧，可屈第2~5指掌指关节，伸指骨间关节。骨间掌侧肌3块，可使第2、4、5指向中指靠拢（内收）。骨间背侧肌4块，可使第2、4指远离中指（外展）。

【记忆要点】

前臂肌的记忆要点：

（1）起止点：前群肌多数起自肱骨内上髁，止于掌骨、腕骨、指骨。后群肌多数起自肱骨外上髁，止于掌骨、指骨。

（2）作用：前群肌能屈腕、屈指、前臂旋前，后群肌能伸腕、伸指、前臂旋后。

（3）拮抗肌：

屈腕——桡侧有桡侧腕屈肌、掌长肌，尺侧有尺侧腕屈肌。

伸腕——桡侧有桡侧腕长、短伸肌，尺侧有尺侧腕伸肌。

屈指——拇长屈肌，指浅、深屈肌。

伸指——拇长、短伸肌，指伸肌，小指伸肌，示指伸肌。

旋前——旋前圆、方肌。

旋后——旋后肌。

六、下肢肌

（一）髋肌可分为前、后两群

1.前群

前群包括髂腰肌和阔筋膜张肌。髂腰肌由髂肌和腰大肌两部分组成，分别起自髂窝和腰椎，肌腹会合后经腹股沟韧带的深方向下，止于股骨小转子。髂腰肌收缩可使髋关节前屈和旋外，下肢固定时可使躯干和骨盆前屈。阔筋膜张肌位于股上部前外侧，肌腹被阔筋膜包裹，以髂胫束止于胫骨外侧髁，收缩时可紧张阔筋膜，屈髋关节。

2.后群

后群包括臀大肌、臀中肌、臀小肌和梨状肌等。臀大肌位于臀部浅层，起于髂骨和骶骨的背面，主要止于股骨的臀肌粗隆，作用为使髋关节后伸和旋外。臀中肌和臀小肌位于臀部的外上部，臀大肌的深方，起于髂骨外面，止于股骨大转子，主要作用可使髋关节外展。此外，两肌的前部和后部纤维还分别可使髋关节旋内和旋外。梨状肌起于骶骨的前面，向外出坐骨大孔达臀部，止于股骨大转子，收缩时可使髋关节旋外。梨状肌将坐骨大孔分为梨状肌上孔和梨状肌下孔，两孔中均有神经和血管通过。

（二）大腿肌位于股骨周围，分为前群、内侧群和后群

1.前群

前群包括股四头肌和缝匠肌。缝匠肌是全身最长的带状肌，位于大腿前面，起自髂前上棘止于胫骨上端内面，作用为屈髋关节，屈膝关节。股四头肌有4个头，其中股直肌起自髂前下棘，股内侧肌和股外侧肌起自股骨体的后面，股中间肌起自股骨体的前面，四个头会合成股四头肌。股四头肌腱包绕髌骨，向下延续成髌韧带，止于胫

骨粗隆。主要作用为伸膝关节，股直肌还可屈髋关节。

2. 内侧群

内侧群又称内收肌群，共5块肌。浅层由外向内依次为耻骨肌、长收肌和股薄肌，中层为短收肌，深层为大收肌。内收肌群的主要作用是使大腿内收和旋外。大收肌下部肌束移行为一条长腱，止于股骨下端，腱与骨面间形成一裂孔，称收肌腱裂孔，有股血管通过。

3. 后群

后群包括股二头肌、半腱肌和半膜肌。股二头肌位于外侧，两个头分别起自股骨后面和坐骨结节，合为肌腹后止于腓骨头。半腱肌和半膜肌位于内侧，起自坐骨结节，分别止于胫骨上端的内面和后面。大腿后群肌的主要作用为屈膝关节，伸髋关节。当屈膝时，股位于胫、腓骨的周围，分前群、后群和外侧群。

（三）小腿肌

1. 前群

前群有3块肌，位于小腿骨的前面，由胫侧向腓侧依次为胫骨前肌、踇长伸肌和趾长伸肌。胫骨前肌绕足内侧止于内侧楔骨和第1跖骨底，可使足背屈和内翻足心，踇长伸肌和趾长伸肌的作用与名称相同，并可使足背屈。

2. 外侧群

外侧群位于腓骨的外侧，浅层为腓骨长肌，深层为腓骨短肌，肌腱经外踝的后方至足底。腓骨长、短肌的主要作用是使足跖屈和足底外翻。

3. 后群

后群位于小腿后方，分浅、深两层。浅层为小腿三头肌，由浅表的腓肠肌和其深面的比目鱼肌组成。腓肠肌以两个头分别起自股骨的内、外侧髁，比目鱼肌起自胫、腓骨的后面，三头合为肌腹向下移行为粗大的跟腱，止于跟骨结节。小腿三头肌的作用是使足跖屈和屈膝关节。小腿三头肌对于稳定踝关节，防止身体前倾，维持直立姿势有重要的作用。深层有3块肌，自胫侧向腓侧依次为趾长屈肌、胫骨后肌和踇长屈肌，均主要起自胫、腓骨后面，肌腱经内踝后方转至足底。胫骨后肌的作用是使足跖屈和足底内翻，趾长屈肌和踇长屈肌的作用与名称相同，并可使足跖屈。

（四）足肌分

足肌分为足背肌和足底肌，足背肌弱小，足底肌的配布与手肌相似。足肌的主要作用是协助屈足，维持足弓。

肌的记忆歌诀

肌的分类构造辅助结构

长短扁肌轮匝肌　　　肌腹肌腱两相依

筋膜腱鞘滑膜囊　　　辅助减少摩擦力

膈

膈顶向上似穹隆　　　上下分隔腹和胸

周围膈肌中心腱　　　三个裂孔上下通

收缩下降主动吸　　　舒张呼气向上升

腹肌

腹外斜肌插口袋儿　　　腹内斜肌扇子面儿

腹横肌，裤腰带儿　　　前部贴着一直板儿

腹股沟管四壁

前面盖着口袋盖儿　　　后面贴着裤腰片儿

上边顶着横斜梁儿　　　下边踩着沟韧带儿

躯干肌主要肌的作用

斜方肌，肩靠脊　　　背阔肌，能接力

胸大肌，可提躯　　　前锯肌，助臂举

肋间肌，呼吸气　　　腹前壁，腹直肌

外侧壁，三扁肌　　　外内斜，横最里

盆膈和尿生殖膈

骨盆下口两膈封　　　肌肉一块膜两层

盆膈在后夹提肛　　　尿膈在前夹深横

前臂前群肌名称

前臂前群桡向尺　　　肱桡旋前桡腕屈

掌长指浅尺屈腕　　　拇长指深深方居

前臂后群肌名称

桡侧腕长与腕短　　　指伸小指尺伸腕

深层旋后拇长展　　　拇短拇长示指完

小腿肌名称作用

小腿前群肌有三　　　母趾长伸胫骨前

外侧腓骨长短肌　　　主要作用是外翻

后群浅层三头肌　　　止于跟骨成跟腱

母趾长屈能屈足　　　胫骨后肌可内翻

第三章　消化系统

一、消化系统的组成

消化系统由消化管和消化腺两部分组成。

消化管包括口腔、咽、食管、胃、小肠（十二指肠、空肠、回肠）和大肠（盲肠、阑尾、结肠、直肠、肛管）。临床上把口腔到十二指肠的一段消化管称为上消化道，空肠以下的消化管称为下消化道。

消化腺包括唾液腺、肝、胰及消化管壁内的小腺体。

二、消化管

（一）口腔

口腔的构成和分部构成：口腔的前壁为上、下唇；侧壁为颊；上壁为腭（前 2/3 为硬腭，后 1/3 为软腭，软腭的后部逐渐向后下倾斜称腭帆）；下壁为口腔底；口腔的后界为咽峡。

咽峡：由腭垂、腭帆游离缘、两侧的腭舌弓和舌根共同组成。

分部：口腔被上下牙弓分为口腔前庭和固有口腔两部分。当上下牙咬合时，口腔前庭可经第三磨牙的后方与固有口腔相通。

舌黏膜和舌肌舌由舌肌外被黏膜而构成。舌分舌根和舌体两部分，二者之间以"A"形界沟为界。舌体尖端为舌尖。

舌黏膜：舌背及舌两侧的黏膜上有许多小突起，称舌乳头。共有四类舌乳头，即丝状乳头、菌状乳头、叶状乳头和轮廓乳头。其中轮廓乳头最大，有 7 ~ 11 个，排列于界沟前方。除丝状乳头外，菌状乳头、叶状乳头和轮廓乳头均含有味觉感受器——味蕾。在舌根部的黏膜内有舌扁桃体。

舌下面的黏膜光滑，中线上形成纵行皱襞状的舌系带，连于口腔底。舌系带根部两侧黏膜隆起，称舌下阜，舌下阜向后外，有长条黏膜皱襞，称舌下襞。

舌肌：为横纹肌，分为舌内肌和舌外肌。舌内肌纤维纵、横、垂直互相交错，收缩时能改变舌的形态。舌外肌起自舌外止于舌内，收缩时能使舌运动，其中最主要的是颏舌肌。

颏舌肌左右各一，起于下颌骨体后面中线两侧的颏棘，向后上呈扇形分散止于舌体中线两侧，两侧同时收缩使舌前伸；一侧收缩时，舌尖伸向对侧。当一侧颏舌肌瘫痪，伸舌时舌尖偏向瘫痪侧。

（二）牙的形态、分类和牙式

形态：每个牙按其形态均有牙冠、牙颈和牙根 3 部分。牙冠为露在口腔的部分；牙根嵌在上、下颌骨体的牙槽内；牙颈为牙冠和牙根之间稍细的部分，外包牙龈。牙的中央有牙腔或称髓腔，腔内容纳牙髓。牙髓是由牙的神经、血管等与腔内的结缔组织共同构成，牙髓炎时疼痛剧烈。

分类：人的一生先后有乳牙和恒牙两副牙。乳牙在上下颌左右各 5 个（乳切牙 2 个，乳尖牙 1 个，乳磨牙 2 个），共计 20 个。恒牙在上下颌左右各 8 个（切牙 2 个，尖牙 1 个，前磨牙 2 个，磨牙 3 个），共计 32 个，其中第 3 磨牙萌出较晚，故又称迟牙或智牙。

牙式：临床上为记录牙的位置，常以患者的方位为准，以" + "记号划分 4 区表示上下颌左右侧的牙位。通常以罗马数字表示乳牙，阿拉伯数字表示恒牙。如："4"表示右上颌恒尖牙。表示左下颌第 2 乳磨牙。

牙根的数目：切牙、尖牙、前磨牙只有一个牙根，上颌磨牙有 3 个牙根，下颌磨牙有 2 个牙根。

【记忆要点】

关于牙根的数目，可以这样记忆：因重力作用，故上磨牙的牙根数比下磨牙多 1 个，根多牙才稳固。

唾液腺口腔的大唾液腺有腮腺、下颌下腺和舌下腺 3 对。此外，在口腔黏膜深面还有许多小唾液腺。

腮腺：是最大的一对唾液腺，呈三角形，位于耳郭的前下方、下颌支与胸锁乳突肌之间的窝内。腮腺导管自腮腺前缘上部发出，约在颧弓下方一横指处经咬肌表面至咬肌前缘处弯向内侧，穿颊肌开口于平对上颌第 2 磨牙的颊黏膜上。

下颌下腺：位于下颌骨体的内面，其导管开口于舌下阜。

舌下腺：位于口腔底舌下襞深面，舌下腺大导管开口于舌下阜，舌下腺小导管有数条，开口于舌下襞。

【难点疑点】

舌苔是由丝状乳头浅层的上皮细胞不断角化、脱落与食物残渣、黏液、细菌和渗出的白细胞等成分混合，附着于黏膜的表面而形成的。不同的舌苔能反映身体的不同功能状态，可作为诊断疾病的重要依据。

（三）咽

位置：咽位于颈椎前方，上端起自颅底，下至第 6 颈椎的下缘连于食管。

分部与交通咽的前壁不完整，由上向下分别与鼻腔、口腔和喉腔相通。因此咽是呼吸道和消化道的共同通道。咽按其前方的毗邻分为鼻咽、口咽和喉咽。

鼻咽：位于鼻腔后方、软腭平面以上，向前经鼻后孔通鼻腔。在鼻咽侧壁上，下鼻甲后方有咽鼓管咽口。咽鼓管咽口经咽鼓管通中耳的鼓室。咽鼓管咽口附近黏膜内有咽鼓管扁桃体。鼻咽的后上壁黏膜内有咽扁桃体。

口咽：位于口腔的后方、软腭与会厌上缘之间，向前经咽峡通口腔。口咽侧壁上，在腭舌弓与腭咽弓之间有一三角形扁桃体窝内，容有腭扁桃体。

腭扁桃体、咽鼓管扁桃体、咽扁桃体和舌扁桃体，共同形成咽淋巴环，是消化道和呼吸道上端的防御结构。

喉咽：位于喉的后方、会厌上缘平面和第 6 颈椎体下缘平面之间，向下连食管，向前经喉口通喉腔。在喉口两侧各有一较深陷的梨状隐窝，是异物常存留的部位。

【记忆要点】

上述三个狭窄的位置和体表投影可以这样记忆：T_4、T_5 之间约为 T_4 下缘，第一狭窄 C_6 与第二狭窄 T_4 的椎体数之和正好是第三狭窄 T_{10} 的椎体数，第三狭窄距中切牙的距离是第一狭窄和第二狭窄两者之和。这些狭窄为肿瘤好发部位，食管和胃插管时要注意狭窄处。

（四）食管

1. 位置和形态

食管为前后略扁的肌性管道，在脊柱前面、食管后方下行，全长约 25 cm，上端于第 6 颈椎体下缘平面续于咽，下行穿过膈的食管裂孔进入腹腔，末端约于第 11 胸椎体左侧连于胃。依据行程食管可分为颈、胸、腹 3 部分。

2. 狭窄食管全长有 3 处生理狭窄

第 1 处狭窄位于食管起始处，距切牙约 15 cm。

第 2 处狭窄位于食管与左主支气管交叉处，距切牙约 25 cm。

第 3 处狭窄位于食管穿过膈的食管裂孔处，距切牙约 40 cm。

这些狭窄处是异物易停留和肿瘤的好发部位。

（五）胃

1. 胃的形态和分部

形态：胃是一个肌性囊袋，有两壁、两缘和两口。两壁即前壁和后壁。上缘较短，凹向右上方，称胃小弯，其最低处为角切迹；下缘较长，凸向左下方，称胃大弯。胃的人口为贲门，与食管相续；出口为幽门，与十二指肠相连通。在幽门处可触知由胃壁环形肌增厚形成的幽门括约肌。

分部：胃可分为四部：靠近贲门的部分为贲门部；贲门平面以上，向左上方膨出的部分为胃底（临床上称胃穹胃底与角切迹之间的部分为胃体；角切迹与幽门之间的部分称幽门部（临床上又称胃窦）。幽门部又可分为左、右两部分，即幽门窦和幽门管。

2. 胃的位置和毗邻

位置：胃在中等充盈时，大部分位于左季肋区，小部分位于腹上区。贲门位于第 11 胸椎体左侧，幽门位于第 1 腰椎体右侧。

毗邻：胃前壁右侧部分与肝左叶下面相邻；左侧部分与膈相邻，并被左侧肋弓所掩盖；中间部分位于剑突的下方，直接与腹前壁相贴，是临床上触诊胃的部位。

胃后壁与胰、横结肠系膜、左肾和左肾上腺相邻。

胃底与膈和脾相邻。

（六）十二指肠

十二指肠呈 "C" 字形，包绕胰头，大部分贴靠腹后壁。

十二指肠可分为上部、降部、水平部和升部四部分：

（1）上部起自胃的幽门，行向右上方，至胆囊颈附近转向下，延续为降部，转折处形成十二指肠上曲。

（2）降部沿第 1～3 腰椎右侧下行，达第 3 腰椎体高度弯向左，移行为水平部，转折处形成十二指肠下曲。

（3）水平部又称下部，于第 3 腰椎平面横行向左，在腹主动脉的前方移行于升部。

（4）升部自水平部末端斜向左上至第 2 腰椎体左侧，向前不折转形成十二指肠空肠曲，移行于空肠。

十二指肠空肠曲借十二指肠悬肌（由骨骼肌、结缔组织和平滑肌共同构成）悬吊于腹后壁，其表面有腹膜覆盖，临床上称 Trekz 韧带，可作为手术中识别空肠起端的重要标志。

十二指肠上部左侧与幽门相连接的一段肠管黏膜面光滑，无环状襞，称十二指肠球，是十二指肠溃疡的好发部位。降部的后内侧壁上有一纵行皱襞，它的下端有突起的十二指肠大乳头，胆总管和胰管共同开口于此，开口距切牙约 75 cm。

（七）空肠和回肠

空肠和回肠盘曲在腹腔的中部和下部，全长 5～6 m，两者之间没有明显的界线，最后终于位于髂窝处的盲肠。

空肠一般占空回肠全长近端的 2/5，位居腹腔的左上部，管腔口径较大，管壁较厚，血供较丰富，活体颜色较红，黏膜环状皱襞密而高，绒毛较多，有散在的孤立淋巴滤泡。

回肠一般占空回肠全长远端的 3/5，位居腹腔的右下部，管腔口径较小，管壁较薄，血供较少，颜色较淡，黏膜环状皱襞疏而低，绒毛较少，除孤立淋巴滤泡外还有集合孤立淋巴滤泡，患肠伤寒时，病菌多侵犯集合淋巴滤泡，易形成溃疡，甚至引起穿孔。

（八）盲肠和阑尾

临床上常把回肠末端、盲肠及阑尾统称为回盲部。

盲肠是大肠的起始部，位于右髂窝内，下端呈盲囊状，上续升结肠，左接回肠。回肠末端突入盲肠，形成上、下两个唇状皱襞的回盲瓣，有阻止大肠内容物逆流入回肠的作用。

阑尾附于盲肠后内侧壁，形如蚯蚓，其末端为盲端，近端开口于盲肠的后内侧壁回盲瓣的下方。

阑尾的位置较不恒定，如可有盲肠后位、盲肠下位、回肠前位、回肠后位和盆位（伸向小骨盆缘）等。国人以回肠后位和盲肠后位比较多见。虽然阑尾的位置变化较大，但是大肠的三条结肠带均在阑尾根部集中，故可沿结肠带向下追踪，是寻找阑尾的可靠方法。

阑尾根部的位置比较固定，其体表投影位于脐与右髂前上棘连线的中、外 1/3 交点处，称 McBurney 点，急性阑尾炎时该处常有明显压痛。

（九）结肠

结肠和盲肠有 3 种特征性结构：①结肠带，由纵形平滑肌增厚而成，与大肠的纵轴平行，共有三条。②结肠袋，是由横沟隔开的囊状突起部。③肠脂垂，为浆膜下局部脂肪聚集形成的突起。这些特征可作为辨认结肠的标志。

结肠分为升结肠、横结肠、降结肠和乙状结肠 4 部：

升结肠为盲肠向上的延续，沿腹后壁右侧上升到肝右叶下方，弯向左形成结肠右曲，移行为横结肠。

横结肠自结肠右曲向左横行，在脾的下方形成结肠左曲，向下移行为降结肠。

降结肠自结肠左曲沿腹后壁左侧下降，至左髂嵴处与乙状结肠相续。

乙状结肠始于左髂嵴高度，呈"乙"字形弯曲进入盆腔，至第 3 骶椎水平续接直肠。

（十）直肠

直肠位于小骨盆腔内，上端于第 3 骶椎水平接续乙状结肠，向下行于骶尾骨前方，穿过盆膈，续为肛管。

直肠并不直，矢状面上有两个弯曲：①骶曲，直肠上段走在骶骨前面，并与骶骨前面曲度一致，形成突向后的弯曲。②会阴曲，直肠下段自尾骨尖前方转向后下方，形成突向前的弯曲。

直肠下段的肠腔明显扩张，称直肠壶腹，此处黏膜和平滑肌形成 2～3 个直肠横襞，有承托粪便的作用。

【难点疑点】

直肠前、后面观是直行的，但侧面观并非直行，而是有骶曲和会阴曲。男、女性直肠前面的结构不同：男性直肠前面有膀胱、前列腺、精囊；女性有子宫、阴道。因此，临床肛门指诊时，可触之前列腺或子宫和阴道。

（十一）肛管

肛管是指盆膈以下的消化管。

肛管上段有 6～10 条纵行黏膜皱襞称肛柱，相邻两肛柱的下端有半月形的黏膜皱襞——肛瓣相连。肛瓣与相邻两个肛柱下端共同形成开口向上的袋状陷窝，称肛窦。将连接各肛柱下端与各肛瓣的锯齿状的环形线称齿状线。齿状线下方光滑略有光泽的环形区称痔环（或肛梳）。若静脉回流受阻，在痔环的皮下组织和肛柱的黏膜下的静脉丛曲张，形成痔。在齿状线以下形成的痔称外痔；在齿状线以上者称内痔。痔环下缘有一不明显的环形白线，它相当于肛门内、外括约肌的分界处。肛管下端经肛门与外界相通。

肛管周围有肛门内括约肌和肛门外括约肌环绕，前者为肛管的环形平滑肌增厚而成，有协助排便的作用。后者为骨骼肌，可随意括约肛门，控制排便。

【难点疑点】

关于齿状线的特点：

(1) 是皮肤和黏膜的分界线：齿状线以下是皮肤，齿状线以上是黏膜。

(2) 是 A 分布和 V 回流的分界线：齿状线以下是肛 A、V，以上是直肠下 A、V。

(3) 是 N 分布的分界线：齿状线以下是躯体 N 分布，以上是内脏 N 分布。

(4) 是内、外痔的分界线：发生在齿状线以下的痔称外痔，以上的痔为内痔。

三、消化腺

（一）肝

1. 肝的形态和分叶

形态：肝呈楔形，右端圆钝而厚，左端扁而薄。肝可分为上、下两面和前、后两缘。肝上面为膨隆的膈面；下面为凹陷的脏面。脏面上有近似"H"形的左侧纵沟、右侧纵沟和横沟：左侧纵沟前部有肝圆韧带，后部有静脉韧带；右侧纵沟前部为胆囊窝，后部为腔静脉沟；横沟为肝门，是肝固有动脉、肝门静脉、肝管、神经和淋巴管等出入之处，这些结构由结缔组织包绕共同构成肝蒂。肝的前缘锐利，在胆囊窝处形成胆囊切迹；后缘钝圆，朝向脊柱。

分叶：肝的上面被呈矢状位的镰状韧带分为大而厚的右叶和小而薄的左叶。肝下面被"H"形沟分为 4 叶：右侧纵沟右侧为右叶；左侧纵沟左侧为左叶；左、右纵沟之间，在横沟前方的为方叶；在横沟后方的为尾状叶。从形态上看左叶在脏面与膈面是一致的；而脏面的右叶、方叶和尾状叶则相当于膈面的右叶。

2. 肝的位置和体表投影

位置：肝主要位于右季肋区和腹上区，小部分位于左季肋区。肝大部分被肋弓所覆盖，仅在腹上部左、右肋弓间的部分（剑突下方）露出，直接接触腹前壁。

体表投影：肝的上界在右锁骨中线平第 5 肋；在正中线平胸骨体下端；在左锁骨中线平第 5 肋间隙。肝的下界与肝前缘一致，右侧与右肋弓一致；中部超出剑突下 3 cm；左侧被左肋弓掩盖，在左 7、8 肋软骨结合处移行为上界。

（二）肝外胆道

肝外胆道包括胆囊和输胆管道。

胆囊：主要有储存和浓缩胆汁的功能。

位置：胆囊位于肝下面的胆囊窝内。

分部：胆囊可分为四部分：①胆囊底，为胆囊前端钝圆的部分。当胆囊充满胆汁时，胆囊底可超出肝的前缘与腹前壁接触。②胆囊体，为胆囊中间的大部分。③胆囊颈，为胆囊后端的狭细部分。④胆囊管，为以直角与胆囊颈相续接的管道。

胆囊底的体表投影：在右锁骨中线与肋弓交点的下方，当胆囊炎时此处有明显的压痛。

输胆管道是将肝分泌的胆汁输送到十二指肠的管道。

肝内的胆小管逐渐汇合为肝左管和肝右管，出肝门后合成一条肝总管。肝总管与胆囊管汇合形成胆总管。胆总管在肝十二指肠韧带内下降，经十二指肠上部的后方，在十二指肠降部与胰头之间与胰管汇合（汇合处管腔扩大称肝胰壶腹）共同斜穿十二指肠后内侧壁，开口于十二指肠大乳头。在开口周围有环行的平滑肌包绕，称肝胰壶腹括约肌（Oddi 括约肌）。

胆汁的排出途径平时肝胰壶腹和胆总管、胰管末端的括约肌保持收缩状态，肝细胞分泌的胆汁经肝左、右管，肝总管和胆囊管进入胆囊储存和浓缩，进食后，在食物的刺激下，反射性地引起胆囊收缩，括约肌舒张，使胆汁由胆囊经胆囊管、胆总管而排入十二指肠，对食物进行消化。

【难点疑点】

胆汁排出的途径：

未进食：肝分泌胆汁—肝左、右管—肝总管—胆总管—胆囊管—胆囊内贮存。

进食后：胆囊收缩，排出胆汁—胆囊管—胆总管—肝胰壶腹—十二指肠大乳头，进入十二指肠腔内；同时，肝分泌胆汁—肝左、右管—肝总管—胆总管—肝胰壶腹—十二指肠大乳头，进入十二指肠腔内。

（三）胰

胰是人体第二大消化腺。位置较深，在胃的后方，相当于第 1、2 腰椎水平，横卧于腹后壁，前面被覆腹膜。

胰呈长棱柱状，可分为头、体、尾 3 部分。

胰头：为右侧的膨大部分，被十二指肠环抱，胰头后面与胆总管、肝门静脉相邻。

胰体：为胰的中间大部分。

胰尾：较狭细，伸向左上方，抵达脾门。

在胰的实质内有胰管，纵贯胰全长，最后与胆总管汇合后，共同开口于十二指肠大乳头，把胰液送入消化道。

消化系统歌诀

上下消化道划分及临床意义

口咽食管小大肠	粗细弯曲九米长
上下划分消化道	十二指肠属于上
临床呕血或便血	仔细观察可帮忙
上部出血呕鲜血	大便定是柏油样

牙的形态、构造

牙齿嵌于牙槽中	共分三部冠根茎
牙质构成牙主体	根茎骨质包一层
釉质覆于牙冠上	瓷白光亮最坚硬
牙髓位于牙腔中	根尖小孔牙槽通
龋洞加深及牙髓	三叉神经传剧痛

牙的萌出

生后六月始萌发	一岁左右已有八
三岁以前要出齐	六到八岁换恒牙

舌的形态、构造

舌外黏膜舌内肌	V形界沟分根本
舌面黏膜乳头多	各有功能要牢记
轮廓菌状主味觉	触觉刺激丝丝系

腮腺

耳郭前下有腮腺	腺管横过咬肌前
开口上颌颊黏膜	正对第二磨牙边

咽的分部与沟通

鼻咽口咽和喉咽	鼻口喉腔相通连
咽鼓管口通中耳	六颈下缘续食管

食管的狭窄及意义

食管全长三处狭	异物肿瘤最好发
首在食管起始处	次于左支相交叉
三过食管裂孔处	测算距离到切牙
前俩十五二十五	最末四十才到达

胃的位置、形态、分部

半卧中等充盈度	胃居剑下左上腹
贲门幽门小大弯	胃底胃体二门部

十二指肠分部、特点

十二指肠包胰头	上降平升 C 形走
溃疡好发在何处	起始十二指肠球
降部后内纵壁末	胆管胰管共开口
十二指肠悬韧带	空肠标志人人有

大肠位置、分部、特征

盲肠结肠和直肠	围住小肠似门框
结肠带袋肠脂垂	三大特征记心上
三带交汇阑尾根	寻找阑尾不紧张
升横降乙属结肠	直肠又分盆和肛

齿状线构成、区别、意义

肛柱下端肛瓣缘	连成锯齿环形线
线上黏膜下皮肤	供血回血分两端
线下神经属躯体	线上黏膜内脏管
内痔不痛外痔痛	辛辣不吃酒莫沾

肝的形态、分叶

人体最大消化腺	楔形褐红质脆软
上面与膈紧相贴	左右两叶分于镰
下面两纵一横沟	左右方尾四叶连
肝门位于横沟处	门脉固有左右管

肝位置、下界体表投影

肝居膈下右上腹	右肋腹上占大部
右下肋弓相一致	剑下可达三至五

胆囊位置分部及胆囊底的体表投影

胆囊似梨形	位于右肋中
胆囊窝内藏	底体接管颈
右锁交肋弓	胆囊底投影
结石或炎症	此处有压痛

胆汁排泄途径

胞内左右	总总大头
一总入囊	二总入腔

胰的位置、分部、构造

胰在胃后一二间　　头周包绕十二环

胰体胰尾向左伸　　分泌胰液入胰管

内分泌部称胰岛　　控制血糖不简单

第四章　呼吸系统

一、呼吸系统的组成

呼吸系统由呼吸道和肺两部分组成，它的主要功能是进行气体交换，并兼有嗅觉和发音的功能。

呼吸道包括鼻、咽、喉、气管和各级支气管。临床上把鼻、咽和喉称为上呼吸道，而把气管和各级支气管称为下呼吸道。

肺由肺实质（肺内各级支气管及肺泡）和肺间质组成，肺泡是气体交换的场所。

二、呼吸道

（一）鼻

鼻可分为外鼻、鼻腔和鼻旁窦 3 部分。

鼻腔的分部及其主要的形态结构鼻腔由骨和软骨围成，内面衬有黏膜和皮肤。鼻腔被鼻中隔（由犁骨、筛骨的垂直板和鼻中隔软骨覆以黏膜而成）分为左、右两腔。每侧鼻腔又可分为前部的鼻前庭和后部的固有鼻腔两部分。

鼻前庭由鼻翼围成，内面覆以皮肤，生有鼻毛，有阻挡灰尘吸入的作用。鼻前庭上方有一弧形隆嵴，称鼻阈。鼻前庭借鼻阈与固有鼻腔分界。

固有鼻腔是指位于鼻阈后上方的鼻腔的主要大部，通常简称为鼻腔，由骨和软骨覆以黏膜而成，其形态和结构大致与骨性鼻腔相同。鼻腔的黏膜可分为嗅区和呼吸区：上鼻甲的内侧面及与其相对的鼻中隔部分的黏膜内含嗅细胞，具有嗅觉功能，称之为鼻腔黏膜的嗅区；而其余的大部分黏膜则称为呼吸区，对吸入的空气起加温、湿润、净化作用。鼻中隔前下部分的黏膜内含有丰富的毛细血管丛，此处的血管易破裂，称为易出血区（也即 Little 区）。

鼻旁窦的位置及开口鼻旁窦由位于同名骨内的骨性鼻旁窦衬以黏膜而成，均开口于鼻腔，对发音起共鸣作用。鼻旁窦共 4 对，即上颌窦、额窦、筛窦和蝶窦，筛窦分前、中、后筛窦。分别位于同名颅骨内。上颌窦、额窦、筛窦的前、中筛窦开口于中鼻道；后筛窦开口于上鼻道；蝶窦开口于蝶筛隐窝。由于上颌窦口远高于其窦底，故当上颌窦炎症化脓时，引流不畅易致积脓，临床上常经下鼻道前份穿通骨质较薄的上颌窦内侧壁进行上颌窦穿刺。

（二）咽（见消化系统）

（三）喉

喉既是呼吸道，又是发音器官。

喉的位置：喉位于颈前部中份、舌骨的下方，平对第4~6颈椎体。喉的位置可随吞咽和发音而上下移动。

喉的结构：喉由软骨通过联结构成支架，外披喉肌、内覆黏膜而成。

喉的软骨：包括不成对的甲状软骨、环状软骨、会厌软骨和成对的杓状软骨。

甲状软骨构成喉的前外侧壁，其左、右两块方形软骨板的前缘融合处形成前角，它的上端向前突成喉结，是颈部的重要体表标志；会厌软骨形似树叶，下端尖细附于甲状软骨前角的后（内）面。杓状软骨近似三面锥体形，尖向上。

喉软骨的联结：主要有环甲关节、环杓关节、弹性圆锥。环甲关节由甲状软骨的下角与环状软骨的两侧面构成。可使甲状软骨做前倾和复位运动，使声带紧张或松弛；环杓关节由杓状软骨底与环状软骨板上缘构成；弹性圆锥又称环甲膜，是长于环状软骨弓上缘、甲状软骨的后面和杓状软骨声带突之间的膜状结构，整体形态呈上窄下宽的圆锥状。圆锥的上缘游离称为声韧带（其前、后端分别附于甲状软骨前角的后面和杓状软骨的声带突），是发音的主要结构（它是形成声带的基础结构）。弹性圆锥前份较厚，长于甲状软骨下缘与环状软骨弓上缘之间，称环甲正中韧带。当急性喉阻塞来不及进行气管切开术时，可在此处进行穿刺或切开，建立暂时的通气道，抢救病人生命。

喉肌：按功能可分为两群。一群作用于环甲关节，使声带紧张或松弛；另一群作用于环杓关节，使声门裂、喉口开大或缩小，因此喉肌的运动可控制发音的强弱和调节音调的高低。

环甲肌作用是紧张声带。

环杓后肌有开大声门裂并紧张声带的作用。

喉黏膜：衬于喉的内面，形成喉腔。

喉腔向上借喉口通喉咽，向下通气管。

喉口朝向后上方，由会厌上缘、杓会厌襞和杓间切迹围成。

喉腔中部的侧壁上有上、下两对黏膜皱襞，上方的一对称前庭襞，两侧前庭襞之间的裂隙称前庭裂；下方的一对称声襞，声襞内含声韧带和声带肌，共同构成声带，声带具有发音功能，两侧声襞之间的裂隙称声门裂，声门裂是喉腔中最狭窄的部位。

喉腔借前庭裂和声门裂分三部分，分别称喉前庭、喉中间腔和声门下腔。从喉口至前庭裂之间为喉前庭，前庭裂和声门裂之间为喉中间腔（它向两侧突成的囊状间隙称喉室），声门裂至环状软骨下缘为声门下腔，此区黏膜下组织较疏松，当急性炎症时，易发生水肿。

（四）气管和主支气管

气管于第六颈椎下缘处起于环状软骨的下缘，沿颈前正中线向下，至胸骨角水平分为左、右主支气管，分叉处称气管杈。气管杈内面形成向上突的纵嵴，称气管隆嵴，此嵴位置常偏左侧，是气管镜检查的定位标志。气管可分为颈、胸两段，颈部前面除有舌骨下肌群以外，在第 2～4 气管软骨环前方有甲状腺峡，两侧有颈部大血管、神经和甲状腺侧叶，后方与食管相邻；胸部前方有胸腺、左头臂静脉、主动脉弓等，后方紧邻食管。环状软骨可作为气管起始部的标志，临床上常在第 3～5 气管软骨环处进行气管切开术。

【难点疑点】

喉、气管后方的结构：喉的后方为喉咽部，气管的后方为食管。因喉的下端与咽的下端相平，故喉的后方不是食管，而是咽。

主支气管是沿自气管杈到肺门的一段呼吸管道。左主支气管较细长，走行近于水平；右主支气管较短粗，走行较垂直，而且气管隆嵴位置又常偏左侧，因此气管异物易坠入右主支气管。

三、肺

（一）肺的位置、形态和分叶

位置：肺位于胸腔内，纵隔的两侧、膈的上方，左、右各一。

形态：肺的外形近似圆锥体，因右侧膈下有向上隆凸的肝，故右肺短而宽，左肺长而窄。每侧的肺具有一尖、一底、两面（肋面和内侧面）和三缘（前缘、后缘和下缘）。肺尖钝圆，经胸廓上口向上深入颈根部，可高出锁骨内侧 1/3 上方 2～3 cm。肺底与膈邻贴，向上凹陷，又称膈面。肺的肋面圆凸，与胸壁内面贴近；内侧面与纵隔毗邻，又称纵隔面。内侧面中部长圆形的凹陷处为肺门，是主支气管、肺动静脉、淋巴管和神经出入肺的部位，这些结构被结缔组织包绕在一起，统称为肺根。肺根把肺连于纵隔。肺根内的结构排列自前向后为：肺静脉、肺动脉、主支气管。肺的前缘薄而锐利，左肺前缘的下部形成一明显凹陷，称心切迹，心切迹下方的肺伸向前内方形成肺小舌。肺的后缘厚而钝圆，贴于脊柱两侧。肺的下缘较薄锐，伸向胸壁与膈的间隙内。

分叶左肺被由从后上斜向前下的斜裂分为上、下两叶。右肺斜裂外，还有一条近于水平方向的水平裂，它们把右肺分为上、中、下 3 叶。

（二）肺段的概念

左、右主支气管在肺门处分出肺叶支气管。肺叶支气管入肺后再分出若干肺段支气管，并在肺内反复分支，形成支气管树，最后连于肺泡。每个肺段支气管及其分支和它所连属的肺组织共同构成一个肺段，也称支气管肺段。一般左右肺各可分为 10 个肺段。临床上常以肺段为单位进行定位诊断及肺切除术。

四、胸膜

（一）胸膜和胸膜腔的概念

胸膜是一层薄而光滑的浆膜，可分为脏胸膜和壁胸膜：脏胸膜包被在肺的表面，又称肺胸膜；壁胸膜贴附于胸壁的内面、纵隔的侧面和膈的上面。脏胸膜和壁胸膜自肺根处向下互相移行延续，形成前后两层重叠的胸膜皱襞，称肺韧带，对肺有牵制固定作用。脏胸膜和壁胸膜之间是一个密闭、狭窄、呈负压的浆膜囊腔隙，称为胸膜腔，腔内有少量滑液，可减少呼吸运动时两层胸膜间的摩擦。

【记忆要点】

胸膜下界约比肺下缘低 2 个肋，胸膜炎积液通常在腋后线第 9 肋间隙进针穿刺引流。

（二）壁胸膜的分部

壁胸膜依其所在的部位可分为四部分：
（1）胸膜顶覆盖于肺尖的上方。
（2）肋胸膜贴附于胸壁的内面。
（3）纵隔胸膜贴衬在纵隔的侧面。
（4）膈胸膜覆盖于膈的上面。

（三）胸膜隐窝

各部壁胸膜相互移行处形成的间隙，即使在深吸气时肺缘也不能深入其内，胸膜腔的这些部位统称为胸膜隐窝。其中最大最重要的胸膜隐窝是肋膈隐窝。

肋膈隐窝位于肋胸膜与膈胸膜的相互移行处，呈半月形的胸膜间隙，也称肋膈窦，是胸膜腔的最低部位。当胸膜有炎症时，渗出液首先积聚于此处。

（四）胸膜和肺的体表投影

胸膜顶与肺尖的体表投影一致，高出锁骨内侧 1/3 上方 2～3 cm。

胸膜下界是肋胸膜与膈胸膜的反折线，两侧大致相同。右侧起于第 6 胸肋关节处，左侧起于第 6 肋软骨。起始后均斜向外下方，在锁骨中线处与第 8 肋相交，在腋中线处与第 10 肋相交，在肩胛线与第 11 肋相交，在后正中线处，达第 12 胸椎棘突高度。

肺的下界一般比胸膜下界高出两个肋骨，在接近后正中线处高出两个胸椎（肺的体表投影与胸膜的体表投影比较之），找出它们之间的异同点，便于记忆和掌握。

五、纵隔

（一）纵隔的组成和位置

纵隔是左、右纵隔胸膜之间全部器官、结构和结缔组织的总称。其前界为胸骨；后界为脊柱胸段；两侧为纵隔胸膜；上界为胸廓上口；下界为膈。

（二）纵隔的分部

纵隔通常以胸骨角平面为界，分为上纵隔和下纵隔。下纵隔又以心包为界分为前、中、后 3 部分；胸骨与心包前壁之间的部分为前纵隔；心包、心及与其相连的大血管根部所占的部分为中纵隔；心包后壁与脊柱胸段之间的部分为后纵隔。

呼吸系统记忆歌诀

鼻腔黏膜

上鼻甲，中膈上　　嗅区黏膜略浅黄

呼吸区，占大部　　黏膜水肿不通畅

中膈前下易出血　　注意保护莫损伤

鼻旁窦开口部位

泪管开口在最下　　鼻涕一把泪一把

中道额窦上颌窦　　筛窦前中莫丢下

筛窦后群上鼻道　　蝶筛隐窝只有它

喉的结构

甲状环状杓会厌　　软骨支架韧带连

环甲环杓两关节　　两组喉肌功能全

扩大缩小声门裂　　声带松紧它也牵

喉腔分部及特点

喉腔分为中下前　　黏膜与咽相续连

中腔最窄下腔松　　水肿阻塞很危险

环甲韧带掌握准　　及时切开莫迟延

气管构成、分部

C形气管软骨环　　六颈下缘续于环

胸角平面分左右　　全程共分颈胸段

颈段前有甲状腺　　切开要选五到三

左右主支气管特点、意义

支气管，分两边　　左支细长右粗短

左近水平右垂直　　异物坠落向右转

肺的形态

左肺狭长右粗短　　三缘两面一底尖

前下两缘都锐利　　只有后缘较钝圆

外面邻接肋和肌　　内面肺门较凹陷

锁骨内上二三厘　　颈根深部有肺尖

肺内支气管

肺叶肺段小细终　　一棵大树倒栽葱

胸膜及胸膜腔

胸膜脏壁分两层　　肺根周围相移行

负压密闭胸膜腔　　左右各一互不通

肋膈胸膜转折处　　肋膈隐窝半环形

炎症渗液向下流　　隐窝变钝称液胸

肺下界体表投影

锁中六，腋中八　　肩胛线，十肋叉

纵隔分部

两侧纵隔胸膜间　　所有组织和器官

胸骨角处分上下　　下纵又被分为三

心包所在中纵隔　　前纵心包胸骨间

心包之后后纵隔　　肌胸食奇迷主干

第五章　泌尿系统

一、泌尿系统的组成

泌尿系统由肾、输尿管、膀胱和尿道四部分组成，它的主要功能是排出机体内溶于水的代谢产物，对维持机体的水盐代谢和酸碱平衡、保持机体内环境的相对稳定起重要作用。

二、肾

（一）肾的形态

肾为成对的实质性器官，形如蚕豆，新鲜时呈红褐色。肾表面光滑，可分为上、下两端，前、后两面，内侧、外侧两缘。

（1）肾门：是肾内侧缘中部凹陷，为肾动脉、肾静脉、肾盂、神经和淋巴管等结构出入肾的部位。

（2）肾窦：是肾门向肾实质凹陷而形成的腔。

（3）肾蒂：出入肾门的肾动脉、肾静脉、肾盂、神经和淋巴管等结构被结缔组织包裹在一起称肾蒂。肾蒂主要结构的位置关系为：由前向后依次为肾静脉、肾动脉、肾盂；自上而下为肾动脉、肾静脉、肾盂。右侧肾蒂较左侧短。

（二）肾的位置

肾位于脊柱腰部两旁，在腹膜后方紧贴腹后壁上部。两肾的上端较靠近脊柱，下端稍远离，略呈"八"字形排列。因受肝的影响，右肾略低于左肾。见图5-1。

表5-1　肾的位置

	上端	下端	与第12肋的关系
左肾	平第11胸椎体下缘	平第2腰椎体下缘	斜过其后面的中部
右肾	平第12胸椎体上缘	平第3腰椎体上缘	斜过其后面的上部

肾区临床上常将躯干背面竖脊肌外侧缘与第12肋之间形成的夹角处，称为肾区，肾有疾患者，叩击或触压此区可引起疼痛。

（三）肾的被膜

肾的表面有三层被膜，由内向外依次为纤维囊、脂肪囊和肾筋膜。

（1）纤维囊：为紧贴肾实质表面的一层由致密结缔组织构成的薄膜。

（2）脂肪囊：为位于纤维囊外面、包绕肾及肾上腺周围的脂肪组织，并经肾门延伸至肾窦内，对肾起弹性垫样的保护作用。临床上的肾囊封闭，是将药物经腹后壁注入此囊内。

（3）肾筋膜：为由腹膜外组织移行而来的纤维膜，分前、后两层包裹在肾、肾上腺及它们周围的脂肪囊的外面。肾筋膜的前、后两层在外侧和上方相互融合，下方仍然分开，输尿管即行于两层之间。

（四）肾的结构

肾为实质性器官，在其冠状切面上，肾的实质可分为肾皮质和肾髓质两部分。肾皮质位于肾实质的浅层，富含血管。肾皮质伸入到肾髓质的部分称肾柱。肾髓质位于肾皮质的深部，血管较少，它主要由 15～20 个肾锥体（其基底朝向皮质）组成，肾锥体的尖端圆钝，2～3 个肾锥体的尖端合成一个肾乳头，并突入肾小盏。肾乳头的顶端有许多小孔，肾形成的尿液经此流入肾小盏。

在肾窦内，肾小盏呈漏斗状，共有 7～8 个包绕于肾乳头的周围，每 2～3 个肾小盏合成一个肾大盏。肾大盏再互相汇合形成前后扁平、漏斗状的肾盂。肾盂出肾门后，逐渐变细移行为输尿管。肾盂是尿路炎症和结石的好发部位。

三、输尿管

输尿管为一对细长的平滑肌性管道，起于肾盂，终于膀胱。

（一）输尿管的分部

输尿管按其走行可分为腹部、盆部和壁内部 3 部分。

（1）输尿管腹部：是指肾盂至小骨盆入口处的一段，此部位于腹后壁，腹膜的后方。

（2）输尿管盆部：自小骨盆入口处起，至膀胱底止，此段在腹膜后沿盆腔侧壁行向后下。女性输尿管入盆腔后，行经子宫颈两侧而达膀胱底，在距子宫颈外侧约 2 cm 处，有子宫动脉从外侧向内侧越过输尿管的前方。作子宫切除结扎子宫动脉时，应注意勿损伤输尿管。

（3）输尿管壁内部：是指斜穿膀胱壁的部分，以输尿管口开口于膀胱的内面。

（二）输尿管的狭窄

输尿管全长有 3 个生理性狭窄：①肾盂与输尿管移行处。②跨越小骨盆入口处。③斜穿膀胱壁处。输尿管的这些狭窄处，常是结石滞留的部位。

四、膀胱

膀胱为留存尿液的肌性囊状器官。

（一）膀胱的形态、位置和毗邻

（1）形态：膀胱空虚时呈锥体形，其顶端细小，朝向前上方，称膀胱尖；底部膨大，朝向后下方，称膀胱底；尖与底之间的大部分为膀胱体；膀胱的最下部称膀胱颈。

（2）位置：空虚时膀胱位于小骨盆腔内的前部，当膀胱充盈时，可超过耻骨联合上缘以上。

（3）毗邻：膀胱的前方是耻骨联合，充盈时还有腹前壁。膀胱的后方，在男性与精囊、输精管壶腹和直肠相邻；在女性与子宫和阴道相邻。膀胱的下壁，在男性与前列腺紧密邻接；在女性则贴附于尿生殖膈上。

（二）膀胱三角

膀胱三角为位于膀胱底内面两个输尿管口和尿道内口之间的三角区，此区缺少黏膜下组织，其黏膜平滑无皱襞，是肿瘤、结核和炎症的好发部位。在两侧输尿管口之间的黏膜，形成一横行皱襞，称输尿管间襞，膀胱镜检查时，可见此襞呈一苍白带，可作为寻认输尿管口的标志。

五、尿道

尿道为起于膀胱通向体外的管道。

男性尿道除排尿外还兼有排精功能，故在男性生殖系统中叙述。

女性尿道比男性尿道较短而宽，且较直，起自膀胱的尿道内口，经耻骨联合与阴道之间下行，穿过尿生殖膈，以尿道外口开口于阴道前庭。由于女性尿道短宽而直，故易患尿道逆行性感染。

泌尿系统歌诀

肾的被膜及固定装置联想

纤维衬衣脂肪袄　　最外筋膜风衣罩

被膜肾蒂腹内压　　相邻器官都来保

肾的构造

皮质表浅色褐红　　肾柱深入髓质中
髓质较深被分割　　十数锥体共组成
尖端乳头入小盏　　大盏肾盂相移行

输尿管的狭窄

输尿管，细又长　　上起肾盂下连膀
三处狭窄卡结石　　起始越髂穿膀胱

膀胱形态、分部膀胱三角意义

膀胱空虚锥体形　　顶尖底大体膨隆
膀胱三角无皱襞　　肿瘤结核易发生

男性尿道特点

男性尿道二个弯　　下弯固定不会变
膜部两口三处狭　　外口最小最危险
结石下降易滞留　　导尿插管莫戳穿

第六章　生殖系统

生殖系统的主要功能是产生生殖细胞，繁殖后代。男、女性生殖系统都包括内生殖器和外生殖器两部分。内生殖器多数在盆腔内，主要包括产生生殖细胞的生殖腺及输送生殖细胞的生殖管道。外生殖器显露于体表，主要为性的交接器官（表6-1）。

表 6-1　生殖系统组成简表

生殖器	分类	男性生殖系统	女性生殖系统
内生殖器	生殖腺	睾丸	卵巢
	生殖管道	附睾、输精管、射精管、尿道	输卵管、子宫、阴道
	附属腺体	前列腺、精囊腺、尿道球腺	前庭大腺
外生殖器		阴囊、阴茎	女阴（会阴）

一、男性生殖器

（一）睾丸

（1）功能：男性生殖腺，可产生精子并分泌男性激素。

（2）位置和形态：睾丸位于阴囊内，左、右各一，呈内外侧稍扁的椭圆形，可分为上、下两端，前、后两缘，内侧、外侧两面。前缘游离，后缘有附睾和输精管的始段附着。

结构睾丸的表面是一层坚厚的纤维性的白膜，它沿后缘伸入睾丸形成睾丸纵隔，从纵隔发出许多睾丸小隔将睾丸实质分成许多睾丸小叶，每个小叶内有2~4条盘曲的精曲小管，管的上皮能产生精子。精曲小管之间的结缔组织内有分泌男性激素的间质细胞，男性激素能促进男性附属腺体和第二性征的发育。

（二）输精管道

输精管道是输送精子并将其排出体外的管道，包括附睾、输精管、射精管和男性尿道。

（1）附睾：附睾呈新月形，紧贴睾丸上端和后缘。上端膨大为附睾头，中部为附睾体，下端狭细为附睾尾。附睾尾向后上方弯曲移行为输精管。附睾可暂时存精子，其分泌液能营养精子，并促进其成熟。附睾是结核的好发部位。

（2）输精管：附睾的直接延续，管壁较厚，腔细小而呈索条状。行程较长，全程可分为四部：①睾丸部：起自附睾尾，沿睾丸后缘上行至睾丸上端。②精索部：介于睾丸上端与腹股沟管浅环之间的部分。此部位置浅表，活体可触及，输精管结扎常在此部进行。③腹股沟管部：为位于腹股沟管内的部分。④盆部：自腹股沟管深环处起，沿骨盆侧壁行向后下，经输尿管末端的前上方向内侧至膀胱底的后面，在此处输精管的末端膨大形成输精管壶腹，位置恰在精囊的内侧。

（3）射精管：输精管壶腹的下端逐渐变细，与精囊的排泄管汇合形成射精管。射精管穿过前列腺实质，开口于尿道的前列腺部。

精索为一对柔软的圆索状结构，从腹股沟管深环处起，经腹股沟管，延至睾丸的上端。精索的主要组成部分是输精管、睾丸动脉、蔓状静脉丛、神经和淋巴管，此外还有输精管静脉和腹膜鞘突的残余等。

精索的表面包有 3 层被膜，自内向外依次为：精索内筋膜（在腹股沟管深环处续于腹横筋膜）；提睾肌（来自腹内斜肌和腹横肌的最下部纤维）；精索外筋膜（在腹股沟管浅环处续于腹外斜肌的腱膜）。

（三）附属腺体

附属腺体包括精囊、前列腺和尿道球腺，它们的分泌物参与组成精液，供给精子营养并增强其活力。

（1）精囊（又称精囊腺）为一对长椭圆形的囊状器官，位于膀胱底的后方、输精管壶腹的外侧，排泄管与输精管末端合成射精管。精囊的分泌液参与组成精液，有稀释精液使精子易于活动的作用。

（2）前列腺

位置：前列腺为一不成对的实质性器官，位于膀胱与尿生殖膈之间，包绕尿道起始部。

形态和分叶：前列腺呈前后稍扁的栗子形，上端宽大称前列腺底；下端尖细称前列腺尖；尖与底之间的部分称前列腺体，体的后面较平坦，其正中线有浅而纵行的前列腺沟，临床作肛门指诊时，可扪及此沟。前列腺一般可分为 5 叶：前叶（位于尿道的前方）、中叶（位于尿道与射精管之间）、两个侧叶（紧贴尿道的两侧）和后叶（位于中叶和侧叶的后方）。

毗邻：前列腺底与膀胱颈、精囊和输精管壶腹相邻；前列腺尖邻贴在尿生殖膈上；前列腺的前方为耻骨联合，后面与直肠相邻。

功能：前列腺的排泄管开口于尿道前列腺部的后壁，其分泌物是精液的主要成分。

年龄变化：小儿前列腺较小，性成熟期迅速生长。中年以后腺组织逐渐退化，老年人前列腺内结缔组织增生常形成前列腺肥大，可压迫尿道而引起排尿困难。

（四）阴囊

阴囊壁由皮肤和肉膜组成，肉膜内含有散在的平滑肌，它可随外界温度的变化反射性地收缩和舒张，以调节阴囊内的温度，有利于精子的生存和发育。阴囊腔被阴囊中隔分成左、右两腔，分别容纳两侧的睾丸、附睾及输精管起始段。阴囊肉膜深面自外向内有精索外筋膜、提睾肌和精索内筋膜包绕睾丸和输精管等，在它们的深方，睾丸还包有来自腹膜的睾丸鞘膜，后者分为脏层和壁层，脏层贴于睾丸和附睾的表面，在睾丸后缘的后方与壁层相互移行，两者之间的潜在腔隙为鞘膜腔，内有少量浆液，炎症时液体增多，可引起鞘膜积液。

【难点疑点】

精液由精子、附属腺和生殖管道的分泌物组成。呈乳白色，弱碱性，1 次射精 2 ~ 5 mL，含精子 3 亿 ~ 5 亿个，正常活性在 80% 以上，活性低会导致男性不育。输精管结扎后，同样能射精，只是不含精子的精液。

（五）阴茎

阴茎可分为 3 部分：后端为阴茎根（位置固定）；中部为阴茎体（为可动部）；前端膨大为阴茎头，头的尖端有尿道外口。阴茎主要由两个阴茎海绵体和一个尿道海绵体构成，外面共同包以阴茎筋膜和皮肤。两个阴茎海绵体并列于阴茎的背侧，后端分离成阴茎脚，分别附着于两侧的耻骨下支和坐骨支。尿道海绵体位于阴茎的腹侧，尿道贯穿其全长。尿道海绵体后端膨大成尿道球；前端膨大成阴茎头。阴茎的皮肤在阴茎头后方处游离向前，形成包绕阴茎头的双层皮肤皱襞，称阴茎包皮。在尿道外口下方与包皮移行处，形成一条正中矢状位的皮肤皱襞，称包皮系带，临床因包皮过长需作包皮环切手术时，应注意勿损伤包皮系带。

（六）男性尿道

男性尿道兼有排尿和排精的功能。

（1）起止：起自膀胱的尿道内口，终于阴茎头的尿道外口。

（2）分部：男性尿道行程较长，全程可分为以下 3 部分：

①前列腺部：为尿道穿经前列腺的部分，管径较宽。此部后壁上有一对射精管

的开口以及许多细小的前列腺排泄管的开口。②膜部：为尿道穿过尿生殖膈的部分，是3部分中最短的一段，周围有骨骼肌形成的尿道膜部括约肌环绕。此部位置较固定，外伤性尿道断裂易在此发生。③海绵体部：为尿道纵穿尿道海绵体的部分。位于尿道球内的尿道最宽，称尿道球部，尿道球腺（为一对位于尿生殖膈肌内，形似豌豆的小附属腺体）开口于此。在阴茎头处尿道扩大，称尿道舟状窝。临床上把前列腺部和膜部合称为后尿道，海绵体部称前尿道。

（3）形态特点：男性尿道在行程中，形成三个狭窄、三个膨大和两个弯曲。

a. 3个狭窄：分别位于尿道内口、膜部和尿道外口，尿道结石常易嵌顿于这些狭窄处。

b. 3个膨大：分别位于尿道前列腺部、尿道球部和尿道舟状窝。

c. 两个弯曲

①耻骨下弯：在耻骨联合的下方，凹向上，此弯曲是固定的。②耻骨前弯：位于耻骨联合的前下方，凹向下，如将阴茎向上拉，此弯曲即消失变直。

临床上向男性尿道插入导尿管或其他检查器械时，应注意尿道的狭窄及弯曲的部位，以免损伤尿道。

二、女性生殖器

（一）卵巢

卵巢是成对的实质性器官，能产生卵子和女性激素。卵巢位于盆腔侧壁髂内、髂外动脉所形成的夹角内。整个卵巢被子宫阔韧带的后层所包裹。卵巢呈扁圆形，可分为内、外侧面，前、后缘和上、下端。外侧面紧贴骨盆侧壁；内侧面对向盆腔；后缘游离；前缘借卵巢系膜连于子宫阔韧带的后层；上端与输卵管伞靠近，借卵巢悬韧带固定于盆壁，此韧带内有卵巢的血管、淋巴管和神经等，临床称之为骨盆漏斗韧带，是寻找卵巢血管的标志；下端借卵巢固有韧带连于子宫底两侧。

（二）输卵管

输卵管为一长而弯曲呈喇叭状的肌性管道，是输送卵子和受精的部位，它位于子宫底两侧与盆腔侧壁之间，走行在子宫阔韧带的上缘内。输卵管全长由外侧向内侧可分为以下四部：

输卵管漏斗为输卵管的外侧端，呈漏斗状，漏斗的边缘有许多指状突起，称输卵管伞，是手术时辨认输卵管的标志。漏斗末端的中央有输卵管腹腔口，开口于腹膜腔。

输卵管壶腹管径粗而弯曲，约占输卵管全长的 2/3，卵子通常在此部受精。

输卵管峡细而直，壁厚、腔窄，为紧挨子宫底的一小段，输卵管结扎常在此部进行。

子宫部为贯穿子宫壁的一段，经输卵管子宫口开口于子宫腔。

临床把卵巢和输卵管统称为子宫附件。

（三）子宫

子宫的形态：子宫为孕育胎儿的肌性器官，成年人子宫呈前后稍扁的倒置的梨形，可分为 3 部分：两侧输卵管子宫口以上的部分为子宫底；下端的狭窄部分为子宫颈；底与颈之间的部分为子宫体。子宫颈又分为伸入阴道内的子宫颈阴道部和在阴道以上的子宫颈阴道上部。在子宫颈与子宫体交界处稍狭细，称子宫峡，长仅 1 cm，妊娠期间子宫峡逐渐伸展变长，产科常在此处作剖腹取胎术。

子宫的内腔较狭窄，在子宫体内的部分称子宫腔，呈底向上前后略扁的三角形，两侧通输卵管，尖向下通子宫颈管；子宫颈内呈梭形的管腔称子宫颈管，其上端通子宫腔，下口（子宫口）通阴道。未产妇子宫口为圆形，分娩后变成横裂状。子宫口的前、后缘分别称前唇和后唇，后唇较长。

子宫的位置：子宫位于盆腔的中央，膀胱与直肠之间，下端通阴道，两侧连有输卵管、子宫阔韧带和卵巢。正常子宫底高度不超出小骨盆入口平面。成年女子子宫呈轻度前倾前屈位。前倾是指子宫与阴道间形成向前开放的钝角；前屈是指子宫体与子宫颈之间形成一凹向前的钝角。

子宫的固定装置除盆底肌等以外，子宫的正常位置主要靠下述韧带（表 6-2）来维持：

表 6-2　固定子宫正常位置的韧带

名称	构成	起点	止点	作用
子宫阔韧带	双层腹膜	子宫两侧缘	盆腔侧壁	限制子宫向两侧移动
子宫圆韧带	平滑肌和结缔组织	子宫体前面的上外侧，输卵管子宫口的下方	大阴唇皮下	维持子宫前倾位
子宫主韧带	平滑肌和结缔组织	子宫颈两侧	盆腔侧壁	防止子宫向下脱垂
子宫骶韧带	平滑肌和结缔组织	子宫颈后面	骶骨前面	维持子宫前倾前屈位

子宫阔韧带：按其附着部位还可分为卵巢系膜、输卵管系膜和子宫系膜 3 部分。

（四）阴道

阴道为娩出胎儿和排出月经的肌性管道，前后稍扁，上连子宫，下端以阴道口开口于阴道前庭。阴道前庭邻膀胱底和尿道，后与直肠相邻。阴道上端较宽阔，环包子宫颈，阴道壁与子宫颈之间形成环状的阴道穹，可分为前部、后部和两个侧部，以后部最深，它与直肠子宫陷凹之间仅隔以阴道后壁和一层腹膜，当腹膜腔积液时，可经阴道穹后部穿刺或引流。处女阴道口周围有一环行的黏膜皱襞，称处女膜。

（五）女性外生殖器

女性外生殖器即女阴，包括阴阜、大阴唇、小阴唇、阴蒂、阴道前庭和前庭球等。其中，小阴唇为位于大阴唇内侧的一对较薄的皮肤皱襞，两侧小阴唇之间的裂隙为阴道前庭，其前部有尿道外口；后部有阴道口。阴道口两侧黏膜深部有一对豌豆大小的前庭大腺，为女性生殖器的附属腺体，能分泌黏液润滑阴道口，其导管开口于阴道前庭的小阴唇与处女膜之间的沟内，若炎症引起导管阻塞可导致前庭大腺囊肿。

附：乳房

功能：女性乳房在妊娠和哺乳期有分泌活动，是授乳育婴的器官。

位置：位于胸大肌表面、第3至第6肋之间。乳头通常平对第4肋间隙或第5肋水平。形态：成年未产妇乳房呈半球形，中央突起为乳头，其表面有输乳管的开口。乳头周围色素较深的皮肤环形区为乳晕，其深面有乳晕腺，可分泌脂状物，润滑乳头。乳头和乳晕的皮肤薄而易受损伤，尤其在哺乳期应注意清洁，以防感染。

结构：乳房由皮肤、乳腺和脂肪组织构成。乳腺被脂肪组织分隔成15～20个乳腺叶，以乳头为中心呈放射状排列，每叶有一输乳管，其末端开口于乳头。乳房手术时应采取放射切口，以减少对输乳管和乳腺组织的损伤。在乳腺与皮肤及深部的胸肌筋膜之间连有许多结缔组织小束，称乳房悬韧带（Cooper韧带），对乳腺起支持作用，当乳癌细胞侵及此韧带时，可使皮肤呈"橘皮样变"。

三、会阴

（一）会阴的界限

广义的会阴是指封闭骨盆下口的所有软组织，其前界为耻骨联合下缘；后界为尾骨尖；两侧为耻骨下支、坐骨支、坐骨结节和骶结节韧带。临床狭义的会阴是指肛门与外生殖器之间的软组织，妇女分娩时，要保护此区，以免造成会阴撕裂。

（二）尿生殖三角和肛门三角的位置

通常以两侧坐骨结节之间的连线为界，将广义的会阴分成前、后两个三角：前方为尿生殖三角，后方为肛门三角。会阴区除有男、女性外生殖器外，主要是肌和筋膜。

（三）盆膈的构成和通过物

肛门三角肌主要有肛提肌和肛门外括约肌。肛门三角区的深筋膜中，覆盖于肛提肌上、下面的部分，分别称盆膈上、下筋膜。盆膈上、下筋膜和其间的肛提肌共同构成盆膈，作为盆腔的底，中央有直肠通过。

（四）尿生殖膈的构成和通过物

尿生殖三角肌主要有会阴深横肌和尿道膜部括约肌（女性称尿道阴道括约肌，可随意紧缩尿道和阴道）。

在尿生殖三角区的深筋膜中，覆盖于会阴深横肌和尿道膜部括约肌上、下面的筋膜，分别称尿生殖膈上、下筋膜。尿生殖膈上、下筋膜与其间的肌共同构成尿生殖膈，男性有尿道通过，女性有尿道和阴道通过。

生殖系统歌诀

前列腺

膀胱颈下前列腺　　　男性尿道中间穿
老年腺体易肥大　　　压迫尿道排尿难
直肠前壁仔细摸　　　前列腺沟有改变

输卵管形态分部

内细外粗喇叭形　　　内外两端两口通
向外直达腹膜腔　　　向内借口通子宫
漏斗末端一把伞　　　搜寻卵子起作用
绝育结扎选峡部　　　卵子受精壶腹中

子宫位置、固定装置

子宫位于盆腔中　　　前后略扁似梨形
前倾前屈似鞠躬　　　四对韧带来固定
限制侧移子宫阔　　　子宫圆韧维前倾
预防脱垂子宫主　　　维持前屈骶子宫

乳房

皮肤乳腺和脂肪　　　乳管排列放射状
乳癌侵犯悬韧带　　　皮肤改变橘皮样

会阴

骨盆下口软组织　广义会阴有标识

尿前肛后两三角　前穿尿道后穿直

狭义肛门外生殖　分娩保护防裂撕

第七章　腹膜

一、腹膜和腹膜腔的概念

腹膜为覆盖于腹、盆腔壁内和腹、盆腔脏器表面的一层薄而光滑的浆膜。衬于腹、盆腔壁内面的腹膜为壁腹膜；包被腹、盆腔脏器表面的腹膜为脏腹膜，它构成这些器官的外膜。壁腹膜与脏腹膜相互移行延续；共同围成一个潜在的浆膜间隙，即为腹膜腔，腔内有少量浆液，有保护、润滑脏器的作用。男性腹膜腔是一封闭的囊；而女性腹膜腔借输卵管腹腔口，经输卵管、子宫、阴道与外界相通。

【记忆要点】

通过联想器官所在的位置可帮助记忆腹膜与腹盆腔脏器的关系：脾、胃、空肠、回肠、卵巢、输卵管等均位于腹腔的中间部位，为腹膜内位器官；肝、胆、膀胱、子宫、升结肠、降结肠等均位于腹腔上、下、左、右的四周部位，为腹膜间位器官；肾、肾上腺、胰、输尿管等均位于腹后壁部位，为腹膜外位器官。

【难点疑点】

腹膜内位器官不是指腹盆腔脏器在腹膜腔内；腹膜外位器官不是指腹盆腔脏器在腹膜腔外；腹膜间位器官不是指腹盆腔脏器有的在腹膜腔内，有的在腹膜腔外。请记住：所有腹盆腔脏器均在腹膜腔的外面，腹膜腔是一潜在性腔隙，其内只有少量的浆液。

二、腹膜与腹、盆腔脏器的关系

根据脏器被腹膜包被的情况，可将腹、盆腔脏器分为3类。

（一）腹膜内位器官

腹膜内位器官是指表面几乎全部被腹膜包裹的脏器，如胃、十二指肠上部、空肠、回肠、盲肠、阑尾、横结肠、乙状结肠、脾、输卵管、卵巢等。

（二）腹膜间位器官

腹膜间位器官是指表面3个面或大部分被腹膜包裹的器官，如肝、胆囊、升结肠、降结肠、膀胱、子宫、直肠下段等。

（三）腹膜外位器官

腹膜外位器官是指仅 1 个面被腹膜覆盖的脏器，如肾、肾上腺、输尿管、胰、十二指肠的降部及下部、直肠中下段等。

三、腹膜形成的结构

腹膜在脏器与脏器之间以及脏器与腹、盆壁之间互相移行，这些移行部的腹膜形成各种不同的结构，主要有网膜、系膜、韧带和陷凹等。腹膜形成物大多是双层腹膜结构，两层腹膜间含有血管、神经、淋巴结和淋巴管等。

（一）网膜

小网膜为由肝门移行到胃小弯和十二指肠上部的双层腹膜结构。小网膜可分为两部分：其左侧部分连于肝与胃小弯之间，称肝胃韧带；右侧部分连于肝与十二指肠上部之间，称肝十二指肠韧带，其右缘游离。在肝十二指肠韧带内有 3 个重要结构（肝门三联征），即位于右前方的胆总管、左前方的肝固有动脉及两者之后的肝门静脉。

大网膜为连于胃大弯和横结肠之间的 4 层腹膜结构，形似围裙，悬覆在横结肠和小肠的前面。大网膜 4 层在成人常愈合在一起。位于胃大弯和横结肠之间的大网膜前两层特称为胃结肠韧带。小儿的大网膜较短，阑尾穿孔时，常易引起弥漫性腹膜炎。

网膜囊是位于小网膜和胃后壁与腹后壁之间的前后扁窄的腹膜间隙，属腹膜腔的一部分，又称小腹膜腔。网膜囊的前、后、上、下及左壁的腹膜是互相延续的，只有右侧可借网膜孔（位于肝十二指肠韧带右侧游离缘的后方）与大腹膜腔相通。胃后壁穿孔，胃内容物早期常积聚在网膜囊内，然后可经网膜孔流至大腹膜腔，引起弥漫性腹膜炎。

（二）系膜

肠系膜是将空、回肠固定于腹后壁的双层腹膜结构，其附着于腹后壁的部分称肠系膜根，它自第 2 腰椎左侧起斜向右下，直至右骶髂关节的前方。

阑尾系膜是将阑尾连于肠系膜下端的三角形双层腹膜结构，阑尾血管走行在系膜游离缘内。阑尾切除时应仔细处理阑尾系膜和阑尾血管。

横结肠系膜是将横结肠连于腹后壁的双层腹膜结构。

乙状结肠系膜是将乙状结肠连于左下腹后壁的双层腹膜结构。此系膜较长，故易发生乙状结肠扭转，导致梗阻。此外，在盆腔内还有卵巢系膜、输卵管系膜和子宫系膜（已在女性生殖器中叙述）。

（三）韧带

1. 韧带

除前述的肝胃韧带和肝十二指肠韧带以外，还有下列韧带：

镰状韧带：是位于腹前壁上部与肝上面之间呈矢状位的双层腹膜结构，其游离缘内含肝圆韧带。

冠状韧带：为连于肝的上面与膈之间呈冠状位的腹膜结构，由前、后两层组成，两层分开并不相贴，故在肝的上面有一没有腹膜包被的裸区。

左、右三角韧带：是由冠状韧带前后两层在肝上面的左、右端处彼此连合而形成。

2. 脾的韧带

胃脾韧带：是连于脾门到胃底之间的双层腹膜结构。

脾肾韧带：为自脾门连至左肾前面的双层腹膜结构。

（四）盆腔内的腹膜陷凹

腹膜陷凹是指覆盖盆腔脏器的腹膜，在器官之间移行时，形成的深、浅不等的陷凹。男性在膀胱与直肠之间有直肠膀胱陷凹。女性在膀胱与子宫之间有膀胱子宫陷凹；直肠与子宫之间有直肠子宫陷凹。直肠子宫陷凹是女性腹膜腔的最低部位，当腹膜腔内有炎症渗出液、出血或积脓时，常积聚于此处。

腹膜歌诀

腹膜和腹膜腔特点

腹膜分脏壁　　二层夹一隙

女性通体外　　男性是密闭

腹膜内位器官较多，可以用联想助记方法：

想象一位盲人，手拿啤酒瓶，准备上街买鸡蛋和打酱油，却被一栏杆挡住，只好空着啤酒瓶回去的情景，编为口诀：

盲人上街一栏横　　鸡蛋未买回啤空

注：盲——盲肠　　上——十二指肠上部　　一——乙状结肠

栏——阑尾　　横——横结肠　　鸡蛋——即卵，指卵巢、输卵管

未——胃　　回——回肠　　啤——脾　　空——空肠

网膜形态特点

小网膜，似餐巾　　小弯向上围肝门

大网膜，像围裙　　大弯向下横连襟

第八章 心血管系统

第一节 概述与心脏

一、总论

（一）心血管系统的组成

心血管系统由心、动脉、毛细血管和静脉组成。

心是中空的肌性器官，是血液循环的动力部分。心被完全分隔成左、右两半，即左半心和右半心，每侧半心又分成上、下相通的两个腔，即心有左心房、左心室和右心房、右心室四个腔。心房接受静脉，心室发出动脉，在房室口和动脉口均有瓣膜，血液顺流时开放，逆流时关闭，保证血液沿着一个方向流动。在神经体液调节下，心有节律地舒张与收缩，将血液由静脉吸入，自动脉射出，使血液在心血管系统内循环流动。

动脉是运送血液到全身各器官的血管，起自心室，在行程中不断分支，愈分愈细，最后延续为毛细血管。

静脉是引导血液回流至心房的血管起自毛细血管，末端终于心房。

毛细血管连于小动脉和小静脉之间，其管壁薄，有一定通透性，是血液与组织细胞进行物质交换的部位。

人体内血管除了经动脉—毛细血管静脉相通之外，在动脉分支之间、静脉的属支之间，甚至直接在小动脉与小静脉之间存在广泛的血管吻合，以适应人体各部的机能需要。较大的动脉干常发出侧副管与主干平行；发自主干不同高度的侧副管彼此吻合，形成侧支吻合。当动脉主干阻塞时，侧副管可逐渐增大，以代替主干的机能，使原分布区域得到血液供应而不致发生坏死。这种通过吻合重新建立的循环称侧支循环。

（二）血液循环

血液在心血管系统中按一定方向周而复始地流动，称为血液循环。根据血液循环的路径不同，可分为体循环和肺循环。

　　体循环又称大循环，起自左心室，当心室收缩时，含氧及营养物质的动脉血由左心室输入主动脉，再沿各级动脉分支运送至全身各部的毛细血管网。血液在毛细血管与组织和细胞进行物质交换，血液中的氧和营养物质被组织和细胞所吸收，同时又将组织和细胞在代谢过程中产生的二氧化碳和代谢产物回收入血液。这样鲜红的动脉血变为暗红的静脉血，经各级静脉最后汇入上、下腔静脉和心的冠状窦回流至右心房。血液沿这一途径的循环称体循环。

　　肺循环又称小循环，起自右心室，由体循环回心的静脉血从右心房进入右心室。当心室收缩时，血液自右心室经肺动脉干及其各级分支到达肺泡毛细血管网。血液与肺泡内空气进行气体交换，排出二氧化碳，吸入氧，成为动脉血，再经各级肺静脉汇入左、右肺静脉，返回左心房。

　　体循环和肺循环的途径简示如下：

　　体循环的途径：左心室→主动脉→各级动脉分支→周身毛细血管网→各级静脉→右心房。

　　肺循环的途径：右心室→肺动脉干及其分支→肺泡毛细血管网→各级肺静脉→左心房。

二、心

　　心是中空的肌性器官，心壁由心内膜、心肌层和心外膜构成。

（一）心的位置、外形和体表投影

　　（1）心的位置：心位于胸腔的中纵隔内，周围包裹心包，约2/3在身体正中线左侧，1/3位于正中线右侧。心的下方贴膈的中心腱；心的两侧与纵隔胸膜、胸膜腔和肺相邻；后方邻食管、迷走神经和胸主动脉；前面大部分被肺和胸膜所遮盖，只有前下部一小区未被遮盖，直接与胸骨体下部和左侧第4～5肋软骨接触。故心内注射时，多紧贴胸骨左缘第4肋间隙进针，可不伤及胸膜和肺。心上方连有出入心的大血管。

　　（2）心的外形：心呈前后略扁的倒置圆锥体，大小与本人拳头相近。心的外形可区分为一底，一尖，前、下两个面，左、右、下三个缘，表面有4条沟。

　　心底朝向右后上方，与出入心的大血管相连，主要由左、右心房构成。心尖朝向左前下方，圆钝、游离，由左心室构成，其体表位置在左侧第5肋间隙、左锁骨中线内侧1～2 cm处。活体在此处可摸到心尖的搏动。

　　心的前面又称胸肋面或前壁，贴近胸骨体和肋软骨，大部分由右心房和右心室构成，小部分由左心耳和左心室构成。心的下面又称膈面或下壁，贴附在膈上面，由左、右心室构成。

右缘近似垂直，由右心房构成；左缘圆钝，斜向左下，大部分由左心室构成，小部分为左心耳；下缘较锐，近似水平位，大部分为右心室，小部分为心尖部构成。

心的表面近心底处有一环形的冠状沟，是心房与心室在心表面的分界标志；在心的胸肋面和膈面上，各有一条自冠状沟向下延伸到心尖右侧的纵沟，分别称前室间沟和后室间沟，是左、右心室在心表面的分界标志。上述 3 条浅沟中都有心的血管行经和脂肪组织填充。在心底，右心房与右肺上、下静脉交界处的浅沟称后房间沟。此外，后房间沟、后室间沟与冠状沟交汇处称房室交点，也是心表面的重要标志。

心的体表投影：心在胸前壁的体表投影可用下列四点连线来表示：①左上点，在左侧第 2 肋软骨下缘，距胸骨左缘 1~2 cm 处。②右上点，在右侧第 3 肋软骨上缘，距胸骨右缘 1.0 cm 处。③左下点，在左侧第 5 肋间，距前正中线 7~9 cm 处（或左锁骨中线内侧 1~2 cm 处），此点相当于心尖部。④右下点，在右侧第 7 胸肋关节处。左、右上点的连线为心上界。左、右下点的连线为心下界。右侧上、下两点间微向右凸的弧线为心右界。左侧上、下两点间微凸向左的弧线为心左界。了解正常心的体表投影，对叩诊判断心的大小有诊断价值。

（二）心的各腔

心的内腔被中隔分为左、右两半。左、右半心又被房室口分为上部的心房和下部的心室。分隔左、右心房的中隔叫房间隔。分隔左、右心室的中隔称室间隔。房间隔较薄，由两侧的心内膜中夹结缔组织和部分肌束构成。房间隔在其中下部的卵圆窝处最薄，中间主要由结缔组织构成。室间隔分为两部：大部由肌质构成，较厚，称肌部；上部近心房处，有一小卵圆形区，缺乏肌质，称膜部，是室间隔缺损的常见部位。正常时左、右两半心互不相通，每侧心房和心室间借房室口相通。心内膜在房室口和动脉口处折叠形成瓣膜。

右心房构成心的右上部，是最靠右侧的心腔，壁薄腔大，其前部向左突出呈三角形的部分称右心耳。右心房前部内面粗糙，有许多平行排列的肌束隆起，称为梳状肌。梳状肌延至右心耳内面；右心房后部内面光滑，其上部有上腔静脉口，下部有下腔静脉口，身体上半部和下半部的静脉血分别经此两口流入右心房。在下腔静脉口与右房室口之间有冠状窦口，是心本身静脉血流入右心房的部位。右房室口为右心房的出口，位于下腔静脉口的前方。右心房后内侧壁为房间隔，在房间隔右侧面下部有一浅窝，称卵圆窝，它是胚胎时期卵圆孔闭合后的遗迹，房间隔缺损多发生于此。

右心室位于右心房的左前下方，是最靠前部的心腔，其入口为右房室口，出口为肺动脉口，两口之间的心室壁上有一肌性隆起，称室上嵴。室上嵴将右心室的室腔分为流入道和流出道两部分。

流入道是右心室的主要部分，自右房室口至心尖，内面粗糙，有许多纵横交错的肉柱。流入道的入口即右房室口，口周缘有结缔组织构成的纤维环为三尖瓣环，在环上附有3个三角形瓣膜，称三尖瓣（右房室瓣），按其位置分为前尖、后尖和隔侧尖瓣，在瓣膜的游离缘和心室腔面连有多条细索，名为腱索。腱索向下连于室壁上的乳头肌。乳头肌是附于室壁的锥形肌。右心室内有三组乳头肌。每组乳头肌发出的腱索连于相邻的两个瓣膜上。三尖瓣环、三尖瓣、腱索和乳头肌在功能上是一个整体，称为三尖瓣复合体，它们共同保证血液单向流动。当心室收缩时，血液推动瓣膜向上，封闭房室口，由于乳头肌的收缩，牵拉腱索，使瓣膜恰好闭合而不致翻入右心房，从而防止血液逆流。在右心室内，从室间隔下部连至前乳头肌根部的圆肌束，称隔缘肉柱（节制索），内含心传导系统的右束支。

流出道是右心室的左上部，呈倒置漏斗形，此部内面光滑无肉柱，称动脉圆锥。动脉圆锥的上口称肺动脉口，是右心室的出口，通肺动脉干。肺动脉口周围的纤维环为肺动脉环，环上附有3个半月形的瓣膜，称肺动脉瓣，形似开口向上的口袋。每个瓣游离缘中央有一小结称半月瓣小结。当心室收缩时，血流冲开瓣膜流入肺动脉；当心室舒张时，瓣膜关闭，阻止肺动脉的血逆流回右心室。

左心房位于右心房的左后方，是最靠后部的心腔，其向前突出的部分叫左心耳，左心耳内面也有梳状肌。左心房后部较大，内面光滑，两侧各有两条肺静脉开口。左心房的前下部有左房室口，下通左心室。

左心室位于右心室的左后方。因左心室工作负担大于右心室，故左室壁较厚，约为右心室壁的3倍。左心室腔也分为流入道和流出道两部分，两者以二尖瓣前尖瓣为界。

流入道的入口为左房室口，口周缘的纤维环为二尖瓣环，环上附有二尖瓣（左房室瓣），按其位置分为前尖和后尖瓣，前尖瓣较大，后尖瓣较小。二尖瓣的游离缘和室腔面也附有腱索，连于前、后两组乳头肌上。二尖瓣环、二尖瓣、腱索和乳头肌在功能上也是一个整体称二尖瓣复合体。流入道的室壁亦布满肉柱。

流出道是左室腔的前内侧部分，位于二尖瓣前尖与室间隔之间，室壁内面光滑无肉柱，称主动脉前庭。流出道的出口为主动脉口，口周缘的纤维环为主动脉环，环上也附有三个半月形的瓣膜，称主动脉瓣，瓣膜游离缘中央也有半月瓣小结。主动脉瓣与主动脉壁之间的小腔称主动脉窦，按其位置可分为左、右两个窦，左窦和右窦的动脉壁上分别有左、右冠状动脉的开口。当心室收缩时，血液推动二尖瓣，关闭左房室口、主动脉瓣开放，血液流入主动脉。当心室舒张时，主动脉瓣关闭，阻止血液倒流回左心室，同时二尖瓣开放，左心房的血液流入左心室。

（三）心的构造

1. 心纤维性支架

心纤维性支架又称心纤维骨骼，位于左、右房室口和主、肺动脉口周围，由致密结缔组织构成，是心肌和心瓣膜的附着处。心纤维性支架主要包括左、右纤维三角、4 个瓣膜环（肺动脉瓣环、主动脉瓣环、二尖瓣环和三尖瓣环）和室间隔膜部等。

2. 心壁的构成

心壁由心内膜、心肌层和心外膜 3 层组成。

（1）心内膜是衬于心房和心室内面的一层光滑的薄膜，与血管内膜相延续。在房室口和动脉口处，心内膜折叠形成瓣膜。

（2）心肌层主要由心肌纤维构成。心房肌层薄，心室肌层厚，左心室肌比右心室肌厚，这与心各部的机能相适应。心房肌与心室肌借纤维环彼此分开，故可以分别收缩。

（3）心外膜是心脏表面的一层光滑的浆膜，是浆膜性心包的脏层。

3. 心间隔

心间隔包括房间隔和室间隔。

房间隔位于左、右心房之间，由两层心内膜中夹肌纤维和结缔组织构成。房间隔右侧面中下部有卵圆窝，是房间隔最薄弱处。

室间隔位于左、右心室之间，其前、后缘对应前、后室间沟。室间隔由肌部和膜部两部分构成，肌部是室间隔的大部分，主要由肌质构成，较厚，膜部是室间隔上部一小卵圆形区域，位于心房与心室交界处，缺乏肌质。是室间隔缺损的好发部位。

（四）心的传导系统

心传导系统是由特殊的心肌纤维构成，具有产生并传导冲动、维持心节律性搏动的作用，心传导系统包括窦房结，结间束，房室结，房室束，左、右束支和蒲肯野纤维网等。

窦房结位于上腔静脉与右心房交界处的界沟上 1/3 心外膜深面，是心的正常起搏点。窦房结发出的节律性冲动传至心房肌，使两心房同时收缩，同时经结间束传至房室结。

房室结位于房间隔右侧面下部，Koch 三角前部的心内膜深面，Koch 三角位于冠状窦口前内缘、三尖瓣隔侧尖附着缘和 todaro 腱（下腔静脉口前方心内膜下的一个腱性结构）之间一小三角区。房室结的作用是将窦房结传来的冲动传向心室，但冲动传导较慢。正常情况下房室结不产生冲动。当窦房结的冲动产生或传导有障碍时，房室结亦可产生冲动。

房室束又称 His 束，从房室结发出，穿右纤维三角（也称中心纤维体）向下，至室间隔肌部上缘处分为左束支和右束支，分别沿室间隔左、右侧心内膜深面下行，再分为许多细小分支，形成浦肯野（Purkinje）纤维网，最后与一般心肌纤维相连。

（五）心的动脉

供应心的动脉为左、右冠状动脉，它们起自升主动脉。

左冠状动脉起自主动脉左窦，主干较短，行于左心耳与肺动脉干之间，随即分为前室间支和旋支。

（1）前室间支：沿前室间沟下行至心尖，并多绕过心尖切迹达后室间沟下部。沿途分支分布于左心室前壁、右心室前壁的一部分和室间隔的前 2/3 部。前室间支阻塞常引起左室前壁及室间隔前部心肌梗死。

（2）旋支：沿冠状沟左行并绕过心左缘至左心室膈面。沿途分支分布于左心室侧壁、后壁及左心房。旋支发生阻塞可引起左心室侧壁及后壁心肌梗死。

右冠状动脉起自主动脉右窦，经右心耳与肺动脉干之间入冠状沟，右行并绕过心右缘至心的膈面达房室交点处分为后室间支和左室后支。后室间支沿后室间沟下行，分支供应邻近的左、右心室后壁及室间隔后 1/3 部；左室后支分支分布于左室后壁。右冠状动脉在房室交点处发出房室结支营养房室结。右冠状动脉主干常有分支分布于窦房结。右冠状动脉分支分布于右心房、右心室室间隔后 1/3、左心室后壁、窦房结和房室结。右冠状动脉发生阻塞多引起心室后壁心肌梗死和房室传导阻滞。

（六）心的静脉

心的静脉血大部分通过冠状窦回流入右心房。冠状窦位于心膈面，左心房和左心室之间的冠状沟内，以冠状窦口开口于右心房。注入冠状窦的主要静脉有心大静脉、心中静脉和心小静脉。心大静脉与前室间支伴行，自心尖沿前室间沟上行注入冠状窦的左端；心中静脉与后室间支伴行，沿后室间沟上行注入冠状窦的右端；心小静脉起于右室前壁，伴随右冠状动脉向左注入冠状窦右端。

此外，还有 2~3 条心前静脉直接注入右心房；一些心最小静脉直接注入各心腔；

（七）心包

心包是包裹心和大血管根部的纤维浆膜囊，可分为纤维心包和浆膜心包。纤维心包是坚韧的结缔组织囊，向上与出入心的大血管外膜相延续，下方与膈的中心腱相愈合。

浆膜心包分脏、壁两层，壁层贴在纤维心包内面；脏层被覆于心肌表面，即心外膜。脏、壁两层在出入心的大血管根部相互移行。浆膜心包脏、壁两层之间的潜在腔隙为心包腔。心包腔内含少量浆液，起润滑作用，以减少心搏动时的摩擦。心包腔内存在有心包横窦、心包斜窦和心包下窦。

心包横窦是升主动脉、肺动脉干后方与上腔静脉、左心房之间的间隙；心包斜窦是心包后壁与左心房、左右肺静脉、下腔静脉之间的间隙；心包下窦位于心包前壁与膈之间的交角处，人体立位时，该处位置最低，心包腔积液时，从左侧剑肋角进行心包穿刺可进入该窦。

正常时心包能阻止心脏过度扩张，以保持心血容量的恒定。若心包腔内大量积液时，则限制心的舒张，影响静脉血回心。

心的位置

心脏位于中纵隔　　前面大部被肺遮

胸骨左缘四肋间　　急救药物可注射

心的外形

右上心底左下尖　　前胸后膈两个面

左右下，三个缘　　表面三沟分界线

心腔内瓣膜位置及作用

房室口，二三片　　入室不能回房见

动脉口，三个瓣　　开弓没有回头箭

心包和心包腔

纤维心包最外层　　厚而坚韧无弹性

浆膜心包围成腔　　脏壁两层相移行

心的体表投影

心脏体表有投影　　四点四弧可围成

左右上点二肋间　　胸骨旁距略不同

右下第六胸肋处　　左下心尖见搏动

第二节　动脉

动脉是从心室发出运送血液到全身各器官的血管。人体内的动脉包括肺循环的动脉和体循环的动脉。

肺循环的动脉是从右心室发出的肺动脉干及其分支，输送含二氧化碳较多的静脉血。肺动脉干短而粗，自右心室发出后，经主动脉起始部的前方向左后上方斜行，至主动脉弓的下方，分为左、右肺动脉。在肺动脉干分叉处偏左侧与主动脉弓下缘之间有一短的纤维索，称动脉韧带，是胚胎时期动脉导管闭锁后的遗迹。在胚胎时期，动脉导管是肺动脉干的血液流向主动脉的通道。出生后，肺循环的血经肺、肺静脉回流入左心房，动脉导管闭锁，形成动脉韧带。如此管长期不闭锁.即为动脉导管未闭，是一种先天性心脏病，此时主动脉内的血液可经动脉导管流入肺动脉。

体循环的动脉是从左心室发出的主动脉及其各级分支。

主动脉是体循环的动脉主干，根据它的行程可分为升主动脉、主动脉弓和降主动脉。降主动脉又分为胸主动脉和腹主动脉，腹主动脉下行至第4腰椎体下缘分为左、右髂总动脉。

一、升主动脉

升主动脉起自左心室的主动脉口。沿上腔静脉左侧行向右前上方，至右侧第2胸肋关节高度移行为主动脉弓。升主动脉的分支有左、右冠状动脉，供应心。

二、主动脉弓

主动脉弓接续升主动脉，在胸骨柄后方弓形弯向左后方，至第4胸椎体下缘左侧移行为降主动脉。主动脉弓的壁内有压力感受器，具有感受和调节血压的作用。在主动脉弓下方有2~3个粟粒状小体称主动脉小球，属化学感受器，可感受血液中二氧化碳和氧气的分压。

主动脉弓的凸侧发出三条较大的动脉，自右向左依次为头臂干、左颈总动脉和左锁骨下动脉。头臂干也称无名动脉，短而粗，向右上方斜行至右侧胸锁关节后方分为右颈总动脉和右锁骨下动脉。

1. 颈总动脉

颈总动脉是头颈部的主要动脉干，右侧起自头臂干，左侧直接起自主动脉弓。两侧颈总动脉均经胸锁关节后方，沿气管、喉和食管外侧上行，至甲状软骨上缘水平分为颈内动脉和颈外动脉。颈总动脉的外侧邻颈内静脉，动、静脉后方为迷走神经，三者共同包在结缔组织构成的颈动脉鞘内。

颈总动脉分叉处有两个重要结构：①颈动脉窦，为颈总动脉末端和颈内动脉起始处的膨大部，其壁内有压力感受器。当血压升高时，刺激压力感受器，可反射性地引起心跳减慢，末梢血管扩张，血压下降。②颈动脉小球，是一扁圆形小体，位于颈内、外动脉分叉处后方，为化学感受器，当血液中二氧化碳含量升高时，刺激此感受器，可反射性地引起呼吸加深加快。

颈内动脉自颈总动脉分出后，沿咽的两侧上升，直达颅底，经颈动脉管入颅腔，主要分布于脑和视器，颈内动脉在颈部无分支。

颈外动脉自颈总动脉分出后，先位于颈内动脉的内侧，渐转至其前外侧上行，穿腮腺实质，在下颌颈水平分为颞浅动脉和上颌动脉两个终支。

颈外动脉的主要分支有：

（1）甲状腺上动脉：自颈外动脉起始部发出，行向前下，至甲状腺侧叶上端，分支分布于甲状腺和喉。

（2）舌动脉：在甲状腺上动脉稍上方起自颈外动脉，行向前内，经舌骨舌肌深面至舌，分支营养舌和舌下腺等。

（3）面动脉：约平下颌角起自颈外动脉，向前经下颌下腺深面，在咬肌前缘处越过下颌骨体下缘至面部，又经口角和鼻翼外侧至眼内眦。面动脉沿途分支分布于面部浅层、下颌下腺和腭扁桃体等。面动脉在下颌骨下缘、咬肌前缘交界处位置表浅，为临床的摸脉点和压迫止血点。

（4）颞浅动脉：经外耳门前方、颧弓后端浅面上行至颞部，分支分布于腮腺和额、顶、颞部软组织。在外耳门前方，颞浅动脉位置表浅，可摸到该动脉的搏动，也可在此进行压迫止血。

（5）上颌动脉：经下颌颈深面入颞下窝，在翼内、外肌之间向前内至翼腭窝，沿途分支分布于鼻腔、腭、颊、腭扁桃体、牙及牙龈、咀嚼肌、外耳道、鼓室和硬脑膜等处。其中分布于硬脑膜者称脑膜中动脉，在下颌颈深面发出，上行穿棘孔至颅腔，分为前、后两支，紧贴颅骨内面走行，主要分布于硬脑膜，其前支，经过翼点内面，颞部该处骨折时易伤及此动脉，形成硬脑膜外血肿。

2. 锁骨下动脉

颈总动脉右侧起自头臂干，左侧起自主动脉弓，从胸锁关节后方斜向外至颈根部，弓形向外，经胸膜顶前方穿斜角肌间隙，至第 1 肋外缘处延续为腋动脉。锁骨下动脉主要运送血液到上肢，也有分支至头颈部器官和胸壁等。当上肢外伤大出血时，可在锁骨中点上方向后下压迫该动脉至第 1 肋，以进行止血。

锁骨下动脉的主要分支有：

（1）椎动脉：在斜角肌内侧起始，向上行穿过第 6～1 颈椎的横突孔，经枕骨大孔进入颅腔，分支营养脑和脊髓。

（2）胸廓内动脉：起点与椎动脉相对，下行进入胸腔，沿 1～6 肋软骨后面距胸骨外侧缘 1 cm 处直行下降。沿途发分支分布于胸前壁、心包、膈及乳房等处。约在第 6 肋软骨下缘附近，分为两个终支：其中向下的较大终支为腹壁上动脉，穿膈进入腹直肌鞘，沿腹直肌深面，下行至脐部，分布于腹直肌，末端与腹壁下动脉吻合。

（3）甲状颈干：为一短干，起始后随即分为数支，其中最重要的是甲状腺下动脉，它自甲状颈干发出后，先向上，再向内行，横过颈总动脉后方，至甲状腺侧叶下端，进入并营养甲状腺、喉等；其他还有分支营养肩胛骨背面的肌和背部的肌等。

3.上肢的动脉

上肢的动脉主干有腋动脉、肱动脉、桡动脉和尺动脉。

（1）腋动脉：是锁骨下动脉的延续，自第 1 肋外侧缘至大圆肌下缘间的一段为腋动脉，再向下移行为肱动脉。腋动脉行于腋窝深部，与腋静脉和臂丛伴行。腋动脉的分支较多，主要分布于肩部、胸壁和乳房。其中比较重要的是旋肱后动脉，伴随腋神经，绕肱骨外科颈后方，分支分布于三角肌及肩关节。

（2）肱动脉：是腋动脉的直接延续。自大圆肌下缘处开始，伴随正中神经，沿肱二头肌内侧向下至肘窝，在平桡骨颈处分为桡动脉和尺动脉。在肱二头肌内侧可触到肱动脉的搏动。在肘窝，肱二头肌腱内侧可触到更明显的肱动脉搏动，此处是测量血压的听诊部位。当前臂和手大出血时，可在肱二头肌内侧缘，向肱骨压迫止血。肱动脉的主要分支有肱深动脉，它与桡神经伴行入桡神经沟，分支分布于肱三头肌，并参与构成肘关节动脉网。

（3）桡动脉：自肱动脉分出后，与桡骨平行下降至桡骨下端，绕桡骨茎突转至手背，再穿第 1 掌骨间隙进入手掌深部，在此处发出较大的主要动脉，分 3 支，分布到拇指两侧缘和示指桡侧缘。桡动脉末端与尺动脉的掌深支吻合，构成掌深弓。桡动脉在桡腕关节处发出掌浅支与尺动脉终末支吻合成掌浅弓。桡动脉主干发分支营养前臂桡侧诸肌。桡动脉下段在腕上方走行在桡侧腕屈肌腱的桡侧，位置表浅，并贴近骨面，是临床重要的摸脉部位。

（4）尺动脉：由肱动脉分出后，在指浅屈肌和尺侧腕屈肌之间，伴随尺神经下行，经豌豆骨外侧入手掌，其终末支与桡动脉的掌浅支吻合成掌浅弓；其掌深支（在豌豆骨桡侧发自主干）与桡动脉末端吻合成掌深弓。尺动脉主干发分支营养前臂尺侧诸肌。尺动脉主要分支为骨间总动脉，短而粗，在前臂骨间膜上缘处分为前、后两支，分别走行在骨间膜前面和背面，分支营养前臂前、后群深层肌。

（5）掌浅弓和掌深弓：①掌浅弓，由尺动脉终末支与桡动脉的掌浅支吻合而成，位于掌腱膜与屈指肌腱之间。自掌浅弓凸缘发出 4 个分支，一支为小指掌侧动脉，供应小指尺侧缘；另三支为指掌侧总动脉，行至掌指关节附近，再各分为 2 支，供应第 2~5 指的相对缘，手指出血时可在手指根部两侧压迫止血。②掌深弓，由桡动脉末端与尺动脉的掌深支吻合而成，位于屈指肌腱与骨间掌侧肌之间，由弓的凸侧发出 3 条掌心动脉，行至掌指关节附近，分别注入相应的指掌侧总动脉。

三、胸主动脉

胸主动脉在第 4 胸椎下缘左侧续于主动脉弓，下降到第 12 胸椎前方穿膈的主动脉裂孔，移行为腹主动脉，胸主动脉分支有壁支和脏支两种。

壁支主要为肋间后动脉，共有 9 对，主干伴肋间后静脉和肋间神经走行，主要分布到第 3 ~ 11 肋间隙（第 1、2 肋间的动脉为锁骨下动脉的分支）。还有 1 对分支走行在第 12 肋下缘，称肋下动脉。壁支分支分布于第 3 肋间隙以下的胸壁和腹前壁的上部。

脏支细小，主要有支气管支、食管支和心包支。

四、腹主动脉

腹主动脉从膈的主动脉裂孔处续接胸主动脉。沿脊柱前左侧下降，至第 4 腰椎高度分为左、右髂总动脉，腹主动脉的分支也分为壁支和脏支两类。

壁支主要有：①腰动脉，共有 4 对，分支分布于腰部和脊髓等处。②膈下动脉，左、右各一，分布于膈的下面，并发分支至肾上腺（肾上腺上动脉）。

脏支分成对脏支和不成对脏支两种。

成对脏支主要有：①肾上腺中动脉，分布于肾上腺。②肾动脉，平对第 1、2 腰椎间高度起自腹主动脉两侧，横行向外分数支进入肾门。右肾动脉较左侧略长，位置亦较低。左、右肾动脉在入肾门之前各分出肾上腺中动脉至肾上腺。③睾丸动脉，细而长，在肾动脉稍下方起自腹主动脉，沿腰大肌前面斜向下外走行，经腹股沟管降入阴囊，分布到睾丸和附睾，参与精索的组成，故也称精索内动脉。在女性则为卵巢动脉，行至小骨盆缘处进入卵巢悬韧带内，经子宫阔韧带两层之间，分布于卵巢和输卵管。

不成对的脏支主要有腹腔干、肠系膜上动脉和肠系膜下动脉，它们的分支和分布如下：

1. 腹腔干

腹腔干又称腹腔动脉，为一短干，在膈的主动脉裂孔稍下方起自腹主动脉前壁，随即分为胃左动脉、肝总动脉和脾动脉三大支。

（1）胃左动脉：发出后沿腹后壁行向左上达胃的贲门处，急转向右，在小网膜两层之间沿胃小弯向右走行，与胃右动脉吻合，沿途分支分布于食管腹段、贲门及胃小弯附近的胃壁。

（2）肝总动脉：自腹腔干分出后，行向右前方，至十二指肠上部的上缘处分为肝固有动脉和胃十二指肠动脉。①肝固有动脉，在肝十二指肠韧带内上行至肝门分为左、右两支入肝。其右支在进入肝门前发出胆囊动脉至胆囊。肝固有动脉起始部还发出胃右动脉沿胃小弯向左，与胃左动脉吻合，沿途分支分布于十二指肠上部和胃小弯附近的胃壁。②胃十二指肠动脉，经幽门后面下降，至幽门下缘处分为胃网膜右动脉和胰十二指肠上动脉。胃网膜右动脉在大网膜两层间沿胃大弯左行，与胃网膜左动脉吻合，沿途分支营养胃大弯侧胃壁和大网膜。胰十二指肠上动脉在胰头与十二指肠降部之间下降，分支营养胰头和十二指肠部，并与胰十二指肠下动脉吻合。

（3）脾动脉：沿胰上缘左行至脾，除分数支入脾外，沿途发许多小支分布到胰。脾动脉在近脾门处还发出数条胃短动脉分布于胃底；发出胃网膜左动脉沿胃大弯右行与网膜右动脉吻合，沿途分支营养胃大弯侧胃壁和大网膜。

2.肠系膜上动脉

平第一腰椎高度起自腹主动脉前壁，本干走在胰头后方，然后下行跨越十二指肠水平部前面进入小肠系膜根内，向右下行至右髂窝。肠系膜上动脉沿途发出以下分支：

（1）胰十二指肠下动脉：细小，与胰十二指肠上动脉分支吻合，分支供应胰和十二指肠。

（2）空肠动脉和回肠动脉：共有 13～18 支。自肠系膜上动脉左侧壁发出，在小肠系膜内，这些分支彼此吻合成一系列的血管弓，最后由末列血管弓发出直行小支进入空、回肠壁。

（3）回结肠动脉：为肠系膜上动脉的终支，行向右下至回盲部，分支分布于回肠末段、盲肠和升结肠，并发出一支阑尾动脉，经回肠后方进入阑尾系膜游离缘内，分支营养阑尾。故在阑尾切除术中，要在阑尾系膜根部结扎阑尾动脉。

（4）右结肠动脉：在回结肠动脉上方发出，横行向右，分支营养升结肠，并与中结肠动脉和回结肠动脉吻合。

（5）中结肠动脉：在右结肠动脉上方发出，进入横结肠系膜内，分支营养横结肠，并分别左、右结肠动脉分支吻合。

3.肠系膜下动脉

肠系膜下动脉约平第 3 腰椎高度起自腹主动脉，沿腹后壁行向左下，主要分支有：

（1）左结肠动脉：横行向左，分支分布于结肠左曲和降结肠，并分支与中结肠动脉和乙状结肠动脉的分支吻合。

（2）乙状结肠动脉：有 2～3 支，行向左下进入乙状结肠系膜内，各分支间相互吻合成动脉弓，分支分布于乙状结肠，并与左结肠动脉分支吻合。

（3）直肠上动脉：为肠系膜下动脉的终末支，在乙状结肠系膜内下降至直肠后面，分为两支，走行在直肠两侧，分支至直肠上部，并与直肠下动脉和肛动脉的分支吻合。

五、髂总动脉

髂总动脉左、右各一，平第 4 腰椎高度自腹主动脉分出后，向下外斜行至骶髂关节处，分为髂内动脉和髂外动脉。

1. 髂内动脉

髂内动脉为一短干，下行进入盆腔，分为壁支和脏支。

壁支主要有：①闭孔动脉，沿骨盆侧壁行向前下，伴随闭孔神经穿闭膜管至大腿内侧部，分支分布于大腿内收肌群和髋关节。②臀上动脉和臀下动脉，分别经梨状肌上、下孔出骨盆至臀部，分支营养臀肌和髋关节。

脏支主要有以下分支：

（1）脐动脉：是胎儿时期的动脉干，出生后其远侧段闭锁形成脐内侧韧带，其近段管腔未闭锁，并发出膀胱上动脉，分布于膀胱中、上部。

（2）膀胱下动脉：分布于膀胱底部、精囊和前列腺。在女性分布到膀胱和阴道。

（3）子宫动脉：沿盆腔侧壁下行，进入子宫阔韧带下部两层腹膜之间，在子宫颈外侧 2 cm 处从输尿管前上方跨过与之交叉，达子宫颈侧缘迂曲上升至子宫底，分支营养子宫、输卵管、卵巢和阴道，并与输卵巢动脉吻合；子宫动脉与输尿管的交叉关系，在手术结扎子宫动脉时，应特别注意勿伤及输尿管。在男性与子宫动脉对应的为输精管动脉。

（4）直肠下动脉：分布于直肠下部，并与直肠上动脉和肛动脉吻合。

（5）阴部内动脉：经梨状肌下孔出骨盆，绕坐骨棘后方，再经坐骨小孔进入坐骨直肠窝，发出肛动脉、会阴动脉、阴茎（蒂）动脉等支，分布于肛门、会阴和外生殖器。

2. 髂外动脉

沿腰大肌内侧缘下降，经腹股沟韧带中点深面至股前部，移行为股动脉。髂外动脉在腹股沟韧带稍上方处发出腹壁下动脉，贴腹前壁内面、腹股沟管腹环内侧斜向上内，进入腹直肌鞘，营养腹直肌，并与腹壁下动脉吻合。

3. 下肢的动脉

下肢的动脉主干有股动脉、腘动脉和胫前、后动脉。

（1）股动脉：为髂外动脉的直接延续，在大腿上部位于缝匠肌与长收肌之间，向下向后经收肌腱裂孔至腘窝，移行为腘动脉。在股上部，股动脉位于股静脉外侧、股神经内侧，位置表浅，活体上在腹股沟韧带中点稍下方可触到股动脉的搏动。股动脉的主要分支为股深动脉，后者进一步分支分布到大腿肌和髋关节。

（2）腘动脉：位于腘窝深部，下行至腘窝下部分为胫前动脉和胫后动脉、腘动脉分支分布到膝关节及附近诸肌。

（3）胫前动脉：由腘动脉分出后，穿小腿骨间膜至小腿前群肌之间下行，至踝关节前方移行为足背动脉，沿途发分支主要营养小腿前群肌。足背动脉在踇长伸肌腱外侧，位置表浅，可触及其搏动。

（4）胫后动脉：是腘动脉的延续，在小腿后面浅、深两层肌之间下行，经内踝后方至足底，分为足底内侧动脉和足底外侧动脉。胫后动脉分支供应小腿后群肌，足底内、外侧动脉供应足底肌。

动脉系歌诀

主动脉起始行程分段

主动脉，似拐杖　　弯弓穿膈入腹腔

四腰椎下分髂总　　全程三段升弓降

弓上分支头臂干　　左颈左锁头颈上

降部又分胸和腹　　分支供应壁和脏

掌浅弓和掌深弓

尺桡吻合两个弓　　各弓组成要记清

浅弓尺终桡掌浅　　深弓尺深连桡终

掌浅弓和掌深弓简便口诀：

桡浅浅，尺深深

注：桡浅浅：桡动脉的掌浅支＋尺动脉的终支＝掌浅弓

尺深深：尺动脉的掌深支＋桡动脉的终支＝掌深弓

腹腔干

腹腔干，仨儿子　　老大胃左无子系

老二总是人最多　　分为两家好稀奇

一家雇有左右派　　一家十二网友姨

老三是个急脾气　　往左只走短距离

注：仨儿子——指胃左动脉、肝总动脉、脾动脉　　总——肝总动脉　　雇有——肝固有动脉　　左右派——左支、右支、胃右动脉　　十二——胃十二指肠动脉　　网友——胃网膜右动脉　　姨——胰十二指肠动脉　　脾气——脾动脉　　往左——胃网膜左动脉　　短——胃短动脉

肠系膜上、下动脉分支分布

肠管血供似天平　　左轻右重横在中

左下一降直上难　　右上空回盲连升

注：肠管似一架天平，横结肠似天平。以横结肠为中，左侧肠管有降结肠、乙状结肠和直肠上部，由肠系膜下动脉供应。右侧肠管有空肠、回肠、盲肠、阑尾、升结肠、横结肠，由肠系膜上动脉供应。通过联想记忆两动脉供应范围，进而记忆各个分支名称。一——乙状结肠、降——降结肠、直上——直肠上部。

第三节 静脉

　　静脉是导血回心的血管，起始于毛细血管，在向心汇集过程中不断接受属支，管径逐渐变粗，最后终于心房。

　　静脉与动脉相比，由于功能不同，在结构和配布上具有以下特点：①静脉内血流缓慢，压力较低，故管壁薄而弹性小，但管腔较大，属支多，血容量大。②静脉管壁内面有静脉瓣，是防止血液逆流的重要结构，它是静脉馆内膜形成的袋状皱襞，呈半月形，其口向心开放，血液顺流时瓣膜贴于管壁；当血液逆流时，小袋内充满血液，瓣膜间相互闭合，以防止血液逆流。③体循环的静脉在配布上可分为浅静脉和深静脉。浅静脉行于皮下组织内，不与动脉伴行，由于位置表浅，临床上常通过浅静脉进行注射、输液和采血。深静脉位于深筋膜深面或体腔内，除少数大静脉外，多数与动脉伴行，名称也与伴行动脉基本相同。④静脉间的吻合比动脉间也存在着丰富。浅静脉一般吻合成静脉网；深静脉在某些器官周围或壁内吻合成静脉丛。浅静脉与深静脉间也存在着丰富的吻合，并且浅静脉最后均诸如深静脉。丰富的静脉间吻合对保证血流通畅有重要意义。

　　根据循环途径的不同，静脉包括肺循环的静脉和体循环的静脉。

　　肺循环的静脉主要是肺静脉。肺静脉左、右各有两条，分别称左、右上肺静脉和下肺静脉，它们起自肺门，行向内侧注入左心房后部。肺静脉运送经气体交换后含氧丰富的动脉血至心。

　　体循环的静脉包括上腔静脉、下腔静脉系（含肝门静脉系）和心静脉系（见心的血管）。上、下腔静脉系的静脉有浅、深之分，深静脉大多与同部位同名动脉伴行，并收受该动脉供应区的静脉血；浅静脉无伴行动脉，最后注入深静脉。

一、上腔静脉系

　　上腔静脉系的主干是上腔静脉。上腔静脉由左、右头臂静脉汇合而成，在升主动脉右侧垂直下降，注入右心房。在其入心之前有奇静脉注入。上腔静脉借它的各级属支收受头、颈、上肢、胸壁和部分胸腔器的静脉血。

　　1. 头臂静脉

　　头臂静脉又称无名静脉，左、右各一，由同侧颈内静脉和锁骨下静脉汇合而成。

　　两静脉汇合处所形成的夹角称为静脉角。头臂静脉还收纳甲状腺下静脉、椎静脉和胸廓内静脉的血液。

（1）颈内静脉：是颈部最粗大的静脉干，其上端在颅底的颈静脉孔处接续于乙状窦，向下与颈内动脉和颈总动脉伴行，降至胸锁关节后方与锁骨下静脉汇合成头臂静脉。颈内静脉在颅外的主要属支是面静脉和下颌后静脉。①面静脉。起自眼内眦处的内眦静脉，与面动脉伴行，至下颌角下方与下颌后静脉的前支汇合，向下注入颈内眦静脉。面静脉通过内眦静脉，经眼上、下静脉与颅内的海绵窦相交通。面静脉一般无静脉瓣，因此，面部尤其以鼻根至两侧口角的三角区内（危险三角）发生化脓性感染时，不可挤压，否则感染可经面静脉、内眦静脉、眼上、下静脉蔓延至海绵窦，引起颅内感染。②下颌后静脉：由颞浅静脉和上颌静脉在腮腺实质内汇合而成。穿腮腺下行至下颌角后缘处分为前、后两支，前支汇入面静脉；后支与耳后静脉及枕静脉汇合成颈外静脉。下颌后静脉起自位于颞下窝的翼（静脉）丛，后者经眼下静脉或卵圆孔及破裂孔处的导血管与颅内海绵窦相交通。

（2）锁骨下静脉：是腋静脉的延续，自第 1 肋外缘处向内侧行至胸锁关节后方，与颈内静脉汇合成头臂静脉，锁骨下静脉的位置固定，管腔大，利于静脉穿刺，放置静脉导管。锁骨下静脉的属支除了腋静脉外主要是颈外静脉。颈外静脉为颈部最粗大的浅静脉。由下颌后静脉的后支与耳后静脉及枕静脉汇合而成，沿胸锁乳突肌表面斜行向下，在锁骨中点上方处穿过深筋膜注入锁骨下静脉。颈外静脉位置表浅，临床儿科常作为静脉注射和抽血部位。

（3）上肢的静脉：分深静脉和浅静脉两种，最终均汇入腋静脉。腋静脉在第 1 肋外缘处移行为锁骨下静脉。上肢的深静脉均与同名动脉伴行，最后汇合成腋静脉。

上肢的浅静脉位于皮下，起于手指，上行至手背形成不恒定的手背静脉网，自手背静脉网向上有 3 条较为恒定的浅静脉主干，即头静脉、贵要静脉和肘正中静脉。①头静脉：起自手背静脉网桡侧上行，渐绕至前臂掌侧面，沿前臂和臂的内侧上行，最后经三角肌胸大肌间沟，穿深筋膜注入腋静脉或锁骨下静脉。②贵要静脉：起自手背静脉网尺侧上行，沿前臂尺侧上行，在肘部转至前面，再沿肱二头肌内侧上行，在臂中部穿深筋膜注入肱静脉。③肘正中静脉：位于肘窝前部，是连接头静脉与贵要静脉之间的短干。上述三条浅静脉是临床上穿刺、抽血、输液的常用静脉。

2. 奇静脉

起自右腰升静脉，沿胸椎体右前方上行至第 4 胸椎高度，向前绕过右肺根上方注入上腔静脉。奇静脉主要收集右侧肋间后静脉、食管静脉、支气管静脉及半奇静脉的血液。左侧与之对应的静脉先汇入半奇静脉和副半奇静脉，分别收集下部和上部的左肋间后静脉，后者一般汇入前者，前者向右注入奇静脉。由于奇静脉下端起自下腔静脉系的腰升静脉，上端直接注入上腔静脉，构成了上、下腔静脉系之间的重要通路。

二、下腔静脉系

下腔静脉为下腔静脉系的主干，由左、右髂总静脉在第4、5腰椎间右前方汇合而成，沿腹主动脉右侧上行，经肝的腔静脉沟，穿膈的腔静脉孔至胸腔，注入右心房。下腔静脉借各级属支收受腹部、盆部和下肢的静脉血。

1. 髂总静脉

由髂内静脉和髂外静脉在骶髂关节前方汇合而成。左、右髂总静脉在第4、5腰椎间处汇合成下腔静脉。

（1）髂内静脉：收受盆腔脏器和盆壁的静脉血。盆腔内静脉的特点是在脏器周围或壁内形成广泛的静脉丛，如膀胱静脉丛、直肠静脉丛等。直肠静脉丛围绕直肠两侧及后方，向上汇合成直肠上静脉，经肠系膜下静脉注入肝门静脉；向下经肛静脉、阴部内静脉汇入髂内静脉。

（2）髂外静脉：是股静脉的延续，收集下股及腹前壁下部的静脉血。

（3）下肢的静脉：也分为深静脉和浅静脉两种。下肢的深静脉与同名动脉伴行，最后汇入股静脉。股静脉经腹股沟韧带深面延续为髂外静脉。下肢的浅静脉起自趾背静脉。上行至足背，形成足背静脉弓，自此弓上行的静脉主要是大隐静脉和小隐静脉。①大隐静脉：为人体最长的浅静脉。起自足背静脉弓的内侧，经内踝前方，沿小腿、膝关节和大腿内侧上行，至耻骨结节下外方处，穿隐静脉裂孔注入股静脉。大隐静脉在内踝前方位置表浅而恒定，临床常在此做静脉切开或穿刺。大隐静脉在注入股静脉前接纳以下5条属支：腹壁浅静脉、阴部外静脉、旋髂浅静脉、股外侧浅静脉和股内侧浅静脉。②小隐静脉：起自足背静脉弓外侧，经外踝后方，沿小腿后面上行至腘窝处，穿深筋膜注入腘静脉。大隐静脉和小隐静脉是静脉曲张的好发部位。

2. 下腔静脉的属支

分为壁支和脏支两种，壁支和腹部成对脏器的静脉以及肝静脉直接注入下腔静脉，不成对脏器（肝、直肠下部和肛管除外）的静脉先注入肝门静脉入肝，再经肝静脉汇入下腔静脉，即为肝门静脉系。

（1）壁支：主要有膈下静脉和四对腰静脉，皆与同名动脉伴行。每侧腰静脉间有一条纵行支串联，称腰升静脉。左、右腰升静脉向上分别注入半奇静脉和奇静脉，再回流入上腔静脉。

（2）成对脏支：包括睾丸静脉、肾静脉和肾上腺静脉。①睾丸静脉：细长，起自睾丸和附睾，伴随同名动脉上行，右侧睾丸静脉以锐角注入下腔静脉；左侧者以直角注入左肾静脉，再汇入下腔静脉。睾丸静脉在精索内迂曲呈丛状称蔓状静脉丛。睾丸静脉行程较长，左侧者又以直角注入肾静脉，血流较右侧缓慢，故睾丸静脉曲张多发生在左侧。在女性称为卵巢静脉，起自卵巢，经卵巢悬韧带与卵巢动脉伴行，向上的回流途径与睾丸静脉相同。②肾静脉：左、右各一，经肾动脉前方横行向内，注入下腔静脉。因下腔静脉行于脊柱右侧，左肾静脉比右肾静脉长，跨过腹主动脉前方，并收集左睾丸静脉（卵巢静脉）和左肾上腺静脉。③肾上腺静脉：左侧注入左肾静脉；右侧注入下腔静脉。

（3）肝静脉：有 2～3 条，包埋在肝实质内，收集肝门静脉和肝固有动脉入肝血窦的血液，在肝的下腔静脉沟处穿出肝实质，直接注入下腔静脉。

（4）肝门静脉：肝门静脉及其属支共同组成肝门静脉系，收集食管腹段、胃、小肠、大肠（直肠下部和肛管除外）、胰、胆囊和脾的静脉血。肝门静脉为一短而粗的静脉干，由肠系膜上静脉和脾静脉在胰头后方汇合而成，上行进入肝十二指肠韧带内，沿肝固有动脉及胆总管后方上行至肝门，分为左、右两支入肝，在肝内反复分支，最后终于肝血窦。肝门静脉不同于一般静脉，一般静脉由许多小静脉汇合成主干后，不再分支，肝门静脉则为起始和终止两端都为毛细血管。肝门静脉及其属支内都没有静脉瓣，所以当肝门静脉回流受阻时，血液可发生逆流。

肝门静脉的主要属支有：①肠系膜上静脉：与同名动脉伴行，收集同名动脉分布区的静脉血，还收受胃十二指肠脉分布区的静脉血。②脾静脉：出脾门，沿胰的后方、脾动脉的下方横行向右，至胰头后方与肠系膜上静脉合成肝门静脉。除收受同名动脉分支供应区的静脉血外，还可接纳肠系膜下静脉汇入。③肠系膜下静脉：与同名动脉伴行，至胰头后方注入脾静脉或肠系膜上静脉。④胃左静脉：与胃左动脉伴行注入肝门静脉。胃左静脉在贲门处与食管静脉吻合。食管静脉注入奇静脉和半奇静脉，借此，肝门静脉系可与上腔静脉系相交通。⑤胃右静脉：与胃右动脉伴行，注入肝门静脉，并与胃左静脉吻合。胃右静脉注入肝门静脉前常接纳幽门前静脉，该静脉位于幽门和十二指肠分界处前方，在胃十二指肠手术中可作为区别胃与十二指肠分界的标志。⑥胆囊静脉：收集胆囊壁的血液，注入肝门静脉。⑦附脐静脉：起自脐周静脉网，沿肝圆韧带内走行，注入肝门静脉。

肝门静脉系与上、下腔静脉系间的吻合：

①通过食管静脉丛与上腔静脉系吻合。②通过直肠静脉丛与下腔静脉系吻合。③通过脐周静脉网与上、下腔静脉系吻合。

在正常情况下，肝门静脉系和上、下腔静脉系之间的吻合支细小，血流量很少。如果肝门静脉回流受阻时（如肝硬化门脉高压），肝门静脉系的血液则通过上述吻合途径形成侧支循环，流入上、下腔静脉。但是由于血流量增加，吻合部位的小静脉变得粗大弯曲。曲张的静脉一旦破裂，常引起大出血。食管静脉丛曲张破裂则引起呕血；直肠静脉丛曲张破裂则引起便血。

静脉歌诀

体循环静脉特点

静脉始自毛细管　　腔大壁薄分深浅

大部具有静脉瓣　　顺流开放逆流关

面静脉

面静脉无静脉瓣　　颅内颅外互通连

疖肿挤压脓栓走　　面内眼窦脑感染

注：面——面静脉　　内——内眦静脉　　眼——眼静脉　　窦——海绵窦

全身重要浅静脉

浅静脉，很重要　　全身主要六大条

输液采血注药物　　必要时候还可剖

上肢头贵肘正中　　内踝前大外后小

头颈最大是颈外　　儿科采血选此条

注：头——头静脉　　贵——贵要静脉　　大——大隐静脉　　小——小隐静脉

肝门静脉的特点

门静脉，粗短干　　两端都是毛细管

血液上下能沟通　　只因没有静脉瓣

肝门静脉的属支

上下左右二夫妻　　不能没有好脾气

注：上——肠系膜上静脉　　下——肠系膜下静脉　　左——胃左静脉

右——胃右静脉　　二夫妻——附脐静脉　　脾——脾静脉

第九章　淋巴系统

一、概述

淋巴系统由淋巴管道、淋巴器官和淋巴组织组成。淋巴管道内流动着无色透明的液体，称为淋巴。

血液经动脉运行到毛细血管动脉端时，其中含有一定成分的液体从毛细血管渗出，进入组织间隙，形成组织液。组织液与细胞进行物质交换后，大部分在毛细血管静脉端被重吸收入小静脉；小部分进入毛细淋巴管成为淋巴。淋巴沿淋巴管向心流动，途中经过若干淋巴结，最后归入静脉。故淋巴系统可看作是静脉系统的辅助部分。此外，各种淋巴器官还具有产生淋巴细胞、滤过淋巴液、产生抗体等功能。因此，淋巴系统又是人体重要的防御装置。

淋巴组织是含有大量淋巴细胞的网状结缔组织，除存在于淋巴器官外，还广泛分布于消化、呼吸、泌尿和生殖管道的黏膜内以及皮肤等处。

淋巴器官是以淋巴组织为基本成分所构成的器官，主要包括淋巴结、脾、扁桃体和胸腺等。

淋巴结是位于淋巴管向心行程中的淋巴器官，每一淋巴结都有淋巴输入管和输出管。淋巴结数目较多，常聚集成群，也有浅深之分，多沿血管周围配布，位于身体较隐蔽的位置，如腘窝、腋窝、腹股沟等处。在内脏多位于脏器的门附近，如肺门淋巴结等。淋巴结的主要功能是滤过淋巴液，产生淋巴细胞和浆细胞，参与机体的免疫反应。

二、淋巴管道

淋巴管道包括毛细淋巴管、淋巴管、淋巴干和淋巴导管。

毛细淋巴管以盲端起始于组织间隙，彼此吻合成网。毛细淋巴管逐渐汇合，成为淋巴管。淋巴管的结构与静脉相似，但管壁薄，管径较细，有丰富的瓣膜，在向心行程中，通常要经过一个或多个淋巴结。人体一定区域的淋巴管通过一系列淋巴结群后，其最后一群淋巴结的输出管合成较大的淋巴干。全身共有9条淋巴干，9条淋巴干最后汇合成两条淋巴导管，再分别经左、右静脉角回流入静脉。

（一）淋巴干

左、右颈干由头颈部的淋巴管汇合而成。左、右锁骨下干由上肢和部分胸壁的淋巴管汇合而成。左、右支气管纵隔干由胸腔脏器和部分胸腹壁的淋巴管汇合而成。左、右腰干由下肢、盆部和腹腔内成对脏器及部分腹壁的淋巴管汇合而成。肠干由腹腔内不成对脏器的淋巴管汇合而成。

（二）淋巴导管

九条淋巴干汇合成两条淋巴导管，即胸导管和右淋巴导管，分别注入左、右静脉角。

胸导管是全身最粗大的淋巴管道，起始于第 1 腰椎前面的乳糜池。乳糜池由左、右腰干和肠干汇合而成，常略膨大。胸导管起始后，向上经膈的主动脉裂孔入胸腔，初行于主动脉与奇静脉之间，继在食管后方上行至第 5 胸椎高度转向左侧，出胸廓上口达左颈根部，弓形向外注入左静脉角。胸导管在注入静脉之前还接纳左颈干、左锁骨下干和左支气管纵隔干。胸导管通过上述六条淋巴干收受下肢、盆部、腹部、左胸部、左上肢和左颈部，即全身 3/4 区的淋巴。

右淋巴导管为一短干，由右颈干、右锁骨下干和右支气管纵隔干汇合而成，注入右脉角。右淋巴导管主要收纳右上肢、右头颈部和右胸部，即全身右上 1/4 区域的淋巴。

三、人体各部的主要淋巴结

人体某器官或某部位的淋巴都引流至一定的淋巴结，称为该器官或该部位的局部淋巴（在临床通常称哨位淋巴结）。当某器官或某部位发生病变时，细菌、病毒或癌细胞可沿淋巴管达相应的局部淋巴结，引起局部淋巴结肿大。如果该局部淋巴结不能阻截或消灭这些细菌、病毒时，则病变可沿淋巴管的流向进一步扩散和转移。所以了解局部淋巴结的位置、收集范围其引流去向，对诊断和治疗某些疾病有重要意义。

（一）头部的淋巴结

头部的淋巴结多分布于头、颈交界处呈环状排列，由后向前依次有枕淋巴结、乳突淋巴（又称耳后淋巴结）、腮腺淋巴结、下颌下淋巴结和颏下淋巴结等。其中比较重要的是下颌下淋巴结和颏下淋巴结。下颌下淋巴结位于下颌下腺附近，收纳颜面、口腔等处的淋巴管，其输出管引流入颈外侧淋巴结。颜面和口腔的炎症常引起该淋巴结的肿大。颏下淋巴结位于颏下部，收纳颏部、下唇中部和舌尖等处的淋巴管，其输出管注入下颌淋巴结或颈外侧深淋巴结。

（二）颈部的淋巴结

颈部的淋巴结分为颈前淋巴结和颈外侧淋巴结。颈前淋巴结位于喉、甲状腺和气管颈前方，收纳上述器官的淋巴，其输出管注入颈外侧淋巴结。颈外侧淋巴结分为浅、深两群。

颈外侧浅淋巴结位于胸锁乳突肌浅面，沿颈外静脉排列，收纳颈浅部淋巴管和乳突淋巴输出管，其输出管注入颈外侧深淋巴结。

颈外侧深淋巴结数目较多，为沿颈内静脉排列的淋巴结链。它直接或间接收纳头颈部淋巴结的输出管。近颈根部的此群淋巴结还延伸向外，沿锁骨下动脉排列，称为锁骨上淋巴结。颈外侧深淋巴结的输出管合成颈干。在胃癌或食管癌患者有时癌细胞可经胸导管，再由颈干逆流转移至左锁骨上淋巴结。

（三）上肢的淋巴结

上肢浅淋巴管较多，伴随浅静脉行于皮下，深淋巴管与上肢深血管伴行，两者都直接或间接注入腋淋巴结。肘淋巴结位于肱骨内上髁上方，收纳手和前臂尺侧半的浅淋巴管，其输出管上行注入腋淋巴结。腋淋巴结位于腋窝内，数目较多，可分为5群：①外侧淋巴结，沿腋静脉远段排列，收纳上肢浅、深淋巴管。②胸肌淋巴结，沿胸外侧动、静脉排列，收纳胸、腹前外侧壁上部和乳房外侧部和中央部的淋巴管。③肩胛下淋巴结，位于腋窝后壁，沿肩胛下血管排列，收纳项、背部的淋巴管。④中央淋巴结，位于腋窝中央脂肪组织内，收纳上述3群淋巴结的输出管。⑤尖淋巴结，沿腋静脉近侧段排列，主要收纳上述4群淋巴结的输出管和乳房上部的淋巴管，其输出管组成锁骨下干，左侧的注入胸导管，右侧的注入右淋巴导管。

（四）胸部的淋巴结

胸壁浅淋巴管多注入腋淋巴结，胸壁深淋巴管注入胸骨旁淋巴结和肋间淋巴结。胸骨旁淋巴结沿胸廓内动、静脉排列，收纳腹前壁上部、乳房内侧部和胸前壁的浅、深淋巴管。肋间淋巴结在肋头附近，收纳胸后壁的淋巴管。

胸部脏器的淋巴结按位置分为纵隔前淋巴结、纵隔后淋巴结、气管、支气管和肺淋巴结。其中肺和支气管的淋巴结在肺内沿支气管和肺动脉分支排列，其输出管注入肺门处的支气管肺淋巴结（肺门淋巴结）。肺门淋巴结的输出管注入气管杈周围的气管支气管淋巴结，后者的输出管注入气管周围的气管旁淋巴结。两侧气管旁淋巴结的输出管分别形成左、右支气管纵隔干，左侧的注入胸导管；右侧的注入右淋巴导管。

（五）腹部的淋巴结

腹前壁的浅淋巴管脐平面以上的注入腋淋巴结；脐平面以下的注入腹股沟浅淋巴结。腹前壁的深淋巴管向上注入胸骨旁淋巴结；向下注入腹股沟深淋巴结。腹后壁的深淋巴管和腹腔脏器的淋巴管注入的淋巴结如下：

腰淋巴结位于腹主动脉和下腔静脉周围，收纳腹后壁深淋巴管和肾、肾上腺、卵巢、睾丸等成对脏器的淋巴管，其输出管形成左、右腰干，注入乳糜池。

腹腔淋巴结围绕腹腔干排列，收纳沿腹腔干各分支排列的淋巴结的输出管，包括胃左、右淋巴结，胃网膜左、右淋巴结，幽门上、下淋巴结，肝淋巴结，胰淋巴结，脾淋巴结等的输出管。这些淋巴结分别收纳同名动脉分布区的淋巴。腹腔淋巴结的输出管参与组成肠干。

肠系膜上淋巴结位于肠系膜上动脉根部，收纳沿肠系膜上动脉各分支排列的淋巴结的输出管，包括肠系膜淋巴结（在小肠系膜内，沿空、回肠动脉排列）、回结肠淋巴结、右结肠淋巴结和中结肠淋巴结的输出管，分别收纳同名动脉分布区域的淋巴。肠系膜上淋巴结的输出管参与组成肠干。

肠系膜下淋巴结位于肠系膜下动脉根部，收纳沿其分支排列的淋巴结的输出管，包括左结肠淋巴结、乙状结肠淋巴结和直肠上淋巴结的输出管，收纳同名动脉供应区的淋巴。

腹腔和肠系膜上、下淋巴结的输出管汇合成单一的肠干注入乳糜池。

（六）盆部的淋巴结

盆部的淋巴管主要注入髂外和髂内淋巴结。

髂外淋巴结沿髂外动脉排列，主要收纳腹股沟浅、深淋巴结的输出管以及膀胱、前列腺、子宫颈和阴道上段的淋巴管。髂内淋巴结沿髂内动脉及其分支排列，收纳盆腔脏器、会阴和臀部的淋巴管。髂内、外淋巴结的输出管注入髂总淋巴结，后者沿体总动脉排列收集下肢和盆壁、盆腔脏器的淋巴，其输出管注入腰淋巴结。

（七）下肢的淋巴结

下肢的浅、深淋巴管最后均直接或间接注入腹股沟淋巴结。腹股沟淋巴结分浅、深两群。

腘淋巴结位于腘窝脂肪组织内，收纳足外侧及小腿后外侧的浅淋巴管及足和小腿的深淋巴管，其输出管注入腹股沟深淋巴结。

腹股沟浅淋巴结分为上、下两群，上群与腹股沟韧带平行排列，接受腹前壁下部、臀部、会阴和外生殖器的淋巴管；下群沿大隐静脉上端纵行排列，收纳除足外侧缘和小腿后外侧以外的下肢浅淋巴管，其输出管注入腹股沟深淋巴结。

腹股沟深淋巴结位于股静脉根部周围，收纳腹股沟浅淋巴结的输出管及下肢深淋巴管输出管入腘外淋巴结。

四、脾

脾位于左季肋区，恰与第 9～11 肋相对，其长轴与第 10 肋一致，在肋弓下不能被触及。脾为实质性脏器，质软而脆，故左季肋部受暴力打击时易导致脾破裂。脾呈椭圆形，分为膈、脏两面，前、后两端和上、下两缘。膈面平滑圆凸，与膈相贴；脏面凹陷，近中央处为脾门，是神经血管出入之处，脏面与胃底、左肾、左肾上腺、胰尾和结肠左曲邻。上缘较锐，有 2～3 个切迹，称脾切迹，是脾肿大时的触诊标志。

脾是人体内最大的淋巴器官，主要功能是参与机体免疫反应，胚胎时期可产生各种血细胞，出生后能产生淋巴细胞，吞噬衰老的血细胞。脾血窦还有储血功能，机体需要时可将其输入血液循环内。

淋巴系统歌诀

脾的形态位置功能

左季肋区暗藏脾　　质软而脆莫打击

九至十一肋相对　　长轴十肋相一致

正常肋下不触及　　肿大触摸脾切迹

人体最大淋巴器　　造储滤血兼免疫

第十章 感觉器

感觉器由感受器及其附属结构共同组成。感受器是指感觉神经末梢上能够接受机体内、外环境各种刺激、并将之转化为神经冲动的特殊结构。感受器遍布全身，种类繁多，按其所在的部位和接受刺激的来源，可分为外、内和本体感受器 3 类。外感受器分布于皮肤、黏膜、视器、听器等处，接受来自外界环境的刺激。内感受器分布于内脏、血管壁等处，接受来自机体内环境的刺激。本体感受器分布于肌、肌腱、关节和内耳等处，接受身体各部的运动觉，振动觉和位置觉等刺激。

第一节 视器

视器即眼，由眼球和眼副器两部分组成，能接受可见光波的刺激。

一、眼球

眼球位于眶内，大致呈球形，后面以视神经连于脑。眼球前面的正中点称前极；后面的正中点称后极，两极间的连线称为眼轴。限球由眼球壁和眼球内容物组成。

（一）眼球壁

眼球壁从外向内分外膜、中膜和内膜 3 层。

1. 外膜

外膜也称纤维膜，由致密的纤维结缔组织构成，具有保护作用。外膜又分角膜和巩膜两部分。角膜占外膜的前 1/6，无色透明，有屈光作用，不含血管但含丰富的感觉神经末梢。巩膜占外膜的后 5/6，呈不透明的乳白色。在巩膜与角膜交界处的深面，有一环形小管，称巩膜静脉窦。

2. 中膜

中膜也称血管膜，含丰富的血管和色素细胞，呈棕黑色，由前向后可分为虹膜、睫状体和脉络膜 3 部分。虹膜位于角膜后方，呈圆盘状，中央有一圆孔，叫瞳孔，为光线进入眼球的通道。虹膜内有两种平滑肌：一种环绕在瞳孔周围，称瞳孔括约肌，收缩时使瞳孔缩小；另一种自瞳孔向周围呈辐射状排列，称瞳孔开大肌，收缩时使瞳孔开大。瞳孔的开大或缩小可调节进入眼内的光线。虹膜周缘与角膜交界处构成虹膜角膜角（又称前房角）。睫状体为中膜的最肥厚部分，位于巩膜与角膜移行处的内面。睫状体的前部有许多向内突出的皱襞称睫状突，它发出睫状小带连于晶状体。睫状体内有平滑肌，称睫状肌，该肌收缩与舒张，可使睫状小带松弛与紧张，从而调节晶状体的曲度。脉络膜位于巩膜内面，占中膜的后 2/3，其外面与巩膜结合疏松，内面与视网膜色素层紧密相贴。脉络膜的功能是营养眼球内组织和吸收眼球内分散的光线以避免扰乱视觉。

3. 内膜

内膜又称视网膜，衬于虹膜和睫状体内面的部分无感光作用，称视网膜盲部；贴于脉络膜内面的部分具有感光功能，称视网膜视部。在视部的后部偏内侧可见一白色圆盘形隆起，称视神经盘（或称视神经乳头），此处无感光细胞，不能感光，故又称盲点。在视神经盘颞侧稍下方约 3.5 mm 处有一黄色小区，称黄斑，其中央凹陷处称中央凹，是强光下感光辨色最敏锐的部位。这些结构临床用眼底镜检查时均可见到。视网膜的结构分两层：外层为单层色素上皮；内层由 3 层神经细胞组成，紧贴色素上皮的为视锥细胞和视杆细胞（视锥细胞有感受强光和辨色的能力；视杆细胞能感受弱光，不能辨色），向内依次为双极细胞和节细胞，节细胞的轴突向眼球后方集中并穿出眼球壁形成视神经。视网膜的内、外两层结合疏松，病理情况下此两层分离，临床上称为视网膜剥离症。

（二）眼球内容物

眼球内容物包括房水、晶状体和玻璃体。这些结构与角膜一样，不含血管、无色透明、具有屈光作用，合称为眼的屈光系统。

1. 房水

房水充满眼房内。眼房是位于角膜和晶状体、睫状体之间的不规则腔隙，被虹膜分为前房和后房，彼此借瞳孔相通。房水除有屈光作用外，还具有营养角膜、晶状体以及维持眼内压的作用。房水由睫状体产生后，自眼后房经瞳孔入眼前房，然后经虹膜角膜角渗入巩膜静脉窦，最后汇入眼静脉。房水循环受阻时，则引起眼内压增高，导致视力障碍，临床上称为青光眼。

2. 晶状体

晶状体位于虹膜与玻璃体之间，呈双凸透镜状，具有弹性。晶状体若因疾病或外伤而变混浊，临床上称为"白内障"。晶状体是眼球屈光系统的主要部分，当看近物时，睫状肌收缩、睫状小带松弛，晶状体借本身弹性而变凸，屈光能力增强，使物像聚焦于视网膜上。看远物时，与此相反。老年人因晶状体弹性减弱，调节功能减退，看远物时较清晰，而看近物时则模糊，俗称"老花眼"。

玻璃体为无色透明的胶状物，充填于晶状体与视网膜之间，具有折光和支持视网膜的作用。若玻璃体发生混浊，眼前可见晃动的黑点，临床上称飞蚊症。若支撑作用减弱，可导致视网膜剥离。

二、眼副器

眼副器包括眼睑、结膜、泪器、眼球外肌以及眶脂体和眼球筋膜，对眼球起保护、运动和支持作用。

（一）眼睑

眼睑俗称眼皮，分上睑和下睑，两者间的裂隙称睑裂，其内、外侧端分别称内眦和外眦。眼睑前缘处生有睫毛，其根部有睫毛腺，此腺的急性炎症称睑腺炎。眼睑由浅至深由皮肤、皮下组织、肌层、睑板和睑结膜组成。眼睑的肌层主要是眼轮匝肌，收缩时闭眼。睑板内有与睑缘垂直排列的睑板腺，该腺分泌物排泄受阻，形成睑板腺囊肿。

（二）结膜

结膜为富含血管的透明薄膜，可分两部：覆盖在眼睑内面的部分称睑结膜；覆盖于巩膜前面的部分称球结膜。睑结膜与球结膜相互移行反折处称结膜穹隆。闭眼时结膜围成的腔隙称结膜囊。

（三）泪器

泪器包括泪腺和泪道。泪腺位于泪腺窝内，其排泄管开口于结膜上穹。泪道是运送泪液的一系列小管道，由泪点、泪小管、泪囊和鼻泪管构成。泪液依次通过上述结构，最后流入下鼻道前部。

（四）眼球外肌

眼球外肌共7块，均为骨骼肌。其中一块为上睑提肌，可提上睑。另外6块运动眼球，包括上直肌、下直肌、内直肌、外直肌及上斜肌、下斜肌。运动眼球的各肌收缩时的作用如下：上直肌：使瞳孔转向上内。下直肌：使瞳孔转向下内。内直肌：使瞳孔转向内侧。外直肌：使瞳孔转向外侧。上斜肌：使瞳孔转向下外。下斜肌：使瞳孔转向上外。眼球的正常转动，是两侧眼肌共同协调运动的结果，如侧视时，一侧眼的外直肌和另一侧眼的内直肌同时收缩，方可完成。

三、眼的血管

（一）眼的动脉

眼动脉由颈内动脉发出，与视神经一起经视神经管入眶，分支营养眼球与眼副器，其中最重要的分支为视网膜中央动脉。视网膜中央动脉经视神经中央进入眼球，从视神经盘处穿出，随即分为 4 支，即视网膜鼻侧上、下小动脉和视网膜颞侧上、下小动脉，营养视网膜内层。临床上常用检眼镜观察此动脉，以帮助诊断某些疾病。

（二）眼的静脉

视网膜中央静脉收集视网膜等处的静脉血，且与同名动脉伴行，最后汇入眼静脉。

视器歌诀

眼球壁

纤维膜，包最外　　　角膜透明巩膜白

血管膜，夹中间　　　由前至后虹睫脉

视网膜，在最内　　　视部感光盲无奈

房水流通途径

房水生自睫状体　　　后房瞳孔向前去

角膜角隙渗入窦　　　涓涓细流到海里

注：窦——巩膜静脉窦　　　海——海绵窦

视觉调节

睫状体，晶状体　　　睫状小带连一起

睫状体内睫状肌　　　收缩舒张调视力

视近肌缩小带松　　　晶体变凸高度曲

视远肌舒小带紧　　　晶体变薄折射低

第二节　前庭蜗器

前庭蜗器（位听器）包括前庭器和蜗器两部分。前庭蜗器可分为外耳、中耳和内耳 3 部分。外耳和中耳是传导声波的装置，内耳中有接受声波和头部位置觉刺激的感受器。

一、外耳

外耳包括耳郭、外耳道和鼓膜 3 部分。

（1）耳郭　由皮肤和弹性软骨构成。其下部无软骨，含结缔组织和脂肪，称耳垂，是临床上常用的采血部位。

（2）外耳道　为外耳门至鼓膜之间的弯曲管道，其外侧 1/3 为软骨部，朝向内后上方；内侧 2/3 为骨部，朝向内前下方。因软骨部可被牵动，临床检查鼓膜时，应将耳郭向后上方牵拉，即可拉直外耳道看到鼓膜。儿童外耳道较短且平直，故作鼓膜检查时，应将耳郭向后下方牵拉。

（3）鼓膜　位于外耳道底与中耳鼓室之间，为椭圆形薄膜，其外侧面向前下外侧倾斜，中心向内凹陷，称鼓膜脐。鼓膜上 1/4 的三角区为松弛部，下 3/4 为紧张部。在鼓膜脐的前下方有一三角形反光区称光锥，光锥消失是鼓膜内陷的重要标志。

二、中耳

中耳位于外耳与内耳之间，包括鼓室、咽鼓管、乳突窦和乳突小房。

（一）鼓室

鼓室位于颞骨岩部内，为一不规则的含气小腔，内有听小骨、肌、韧带、血管和神经等。

1. 鼓室的壁

鼓室由 6 个壁围成。上壁：为盖壁，即鼓室盖，为一分隔鼓室与颅中窝的薄骨板。下壁：为颈静脉壁，是分隔鼓室与颈内静脉起始部的一层薄骨板。前壁：为颈动脉壁，即颈动脉管的后壁。后壁：为乳突壁，上部有乳突窦的开口。外侧壁：即鼓膜壁。内侧壁：是内耳的外侧壁，也称迷路壁。此壁中部隆凸，称为岬。岬的后上方有前庭窗，被镫骨底封闭；后下方有蜗窗，由薄膜封闭，称第二鼓膜。在前庭窗后上方的弓形隆起，称面神经管凸，其深面的管内有面神经通过。

2. 听小骨

听小骨位于鼓室内，由外向内分别为锤骨、砧骨和镫骨。锤骨柄下部附着于鼓膜的内侧面，镫骨底封闭前庭窗，三骨间借关节连成听小骨链。

（二）咽鼓管

咽鼓管连通咽腔和鼓室，其外侧端开口于鼓室前壁；内侧端以咽鼓管咽口开口于鼻咽部侧壁，此口平时闭合，当吞咽或呵欠时开放，空气由咽进入鼓室，以平衡鼓膜两侧的压力，有利于鼓膜振动。幼儿的咽鼓管短粗而平直，故咽部感染易经此管侵入鼓室继发中耳炎。

（三）乳突窦和乳突小房

乳突小房为颞骨乳突内许多含气的小腔，彼此通连，其前部扩大为较大的腔，称乳突窦，开口于鼓室后壁。

三、内耳

内耳又称迷路，位于颞骨岩部内、鼓室与内耳道底之间，由一系列构造复杂的弯曲管道组成，包括骨迷路和膜迷路。膜迷路套在骨迷路内，骨迷路与膜迷路之间的腔隙充满着外淋巴，膜迷路内充满着内淋巴，内、外淋巴互不相通。

（一）骨迷路

骨迷路由后外向前内依次为骨半规管、前庭和耳蜗3部分。

1. 前庭

前庭居骨迷路中部，前通耳蜗，后通骨半规管，外侧壁（鼓室内侧壁）上有前庭窗。

2. 骨半规管

骨半规管为三个相互垂直排列的半环形小管，分别称前、后和外骨半规管。每个骨半规管均有一个不膨大的单骨脚和一个膨大的壶腹骨脚，膨大的部分称骨壶腹。前、后骨半规管的单骨脚合成一总骨脚。

3. 耳蜗

耳蜗形似蜗牛壳，蜗底朝向内耳道底，顶向前外。耳蜗实为一个骨性的蜗螺旋管（骨蜗管）环绕骨性的蜗轴约两圈半构成。蜗轴发出骨螺旋板伸入蜗螺旋管内，与膜迷路的蜗管一起将蜗螺旋管分为上方的前庭阶和下方的鼓阶，分别与前庭窗和蜗窗相接。前庭阶和鼓阶只在蜗顶处以小孔（蜗孔）相通。

（二）膜迷路

膜迷路形态与骨迷路相似，亦相应分为互相连通的 3 部分。

（1）椭圆囊和球囊：是位于前庭内的两个膨大的膜性小囊。椭圆囊在后上方，球囊在前下方，两囊间有小管相通。椭圆囊和球囊壁上分别有一隆起的小斑，称椭圆囊斑和球囊斑，它们是味觉感受器，能感受直线变速运动的刺激。

（2）膜半规管：套于骨半规管内，两者形态相似，也有膜壶腹。膜壶腹壁上有隆起的壶腹嵴，为味觉感受器，能感受旋转变速运动的刺激。

（3）蜗管：套于蜗螺旋管内。蜗管横断面呈三角形，上壁与前庭阶相邻，下壁与鼓阶相邻；下壁称螺旋膜或基底膜，其上有听觉感受器，称螺旋器（Corti 器）。

（三）声波的空气传导途径

声波的空气传导途径由耳郭收集的声波经外耳道传至鼓膜，鼓膜振动牵动听小骨链运动，使镫骨底在前庭窗来回摆动，引起前庭阶外淋巴波动，经蜗顶处的蜗孔传至鼓阶的外淋巴（第二鼓膜可随之振动）。外淋巴的波动引起膜性的蜗管内的内淋巴波动，刺激基底膜上的螺旋器，产生神经冲动，经蜗神经传至脑，产生听觉。

前庭蜗器歌诀

鼓膜

鼓膜椭圆半透明　　　心向内凹外下倾

上部松弛下紧张　　　前下光锥三角形

鼓室六壁

上面一盖下面静　　　前有漏洞后房空

向内迷路向外鼓　　　听骨小链嵌鼓中

注：盖——鼓室盖　　静——颈内静脉　　洞——咽鼓管的开口

听小骨

鼓膜连锤柄　　　锤打砧脚镫

镫封前庭窗　　　小链传振动

内耳迷路

颞骨内，隧道弯　　　骨膜迷路两套管

内外淋巴膜为界　　　充满迷路不通连

第十一章　神经系统

第一节　概述

神经系统是机体的主导系统，通过与它相连的各种感受器接受机体内、外环境的各种刺激并转化为相应神经冲动，经感觉神经传至脑和脊髓的各级中枢，中枢将这些信息整合后，发出相应的神经"指令"，经运动神经传至相应的效应器，产生各种反应，以调控机体各系统的活动。

一、神经系统的区分

神经系统分为中枢神经系统和周围神经系统两部分。中枢神经系统包括脑和脊髓；周围神经系统包括脑神经、脊神经和内脏神经。脑可分为 5 部分：端脑、间脑、中脑、后脑（脑桥和小脑）及延髓。脊髓外形呈圆柱形，可分为颈、胸、腰、骶和尾髓 5 部分。脑神经共 12 对，与脑相连，主要分布于头颈部，也有分布至胸腹腔脏器的。脊神经借前、后根与脊髓相连，共 31 对，主要分布于躯体和四肢。

周围神经中分布于内脏、心血管、平滑肌和腺体的神经又称内脏神经。分布于体表、骨、关节和骨骼肌的神经则称躯体神经。内脏神经和躯体神经中都有感觉神经和运动神经。感觉神经是将感受器产生的冲动传向中枢部，故又称传入神经；运动神经是将中枢部的冲动传向周围的效应器，故又称传出神经。其中内脏运动神经又称自主神经或自主神经；根据其形态结构和功能的不同，又可将内脏运动神经分为交感神经和副交感神经。

二、神经系统的组成

神经系统主要由神经元和神经胶质组成，此外还有血管和结缔组织组成的被膜等。

（一）神经元

神经元即神经细胞，是一种高度分化的细胞，具有接受刺激和传导冲动等功能，是神经系统的结构和功能单位。

1. 神经元的基本形态

神经元的基本形态包括胞体和突起两部分。突起又分为轴突和树突。树突一般可有多个，较粗短，可反复分支。一个神经元胞体通常只有一条轴突，一般较细长，可发出少数侧支。从功能上看，树突和胞体是接受其他神经元传来冲动的主要部位，而轴突可将神经元发出的冲动沿轴突向远离胞体的方向传导。

2. 神经元的分类神经元可依据其形态和功能的不同进行分类

神经元可依据其形态和功能的不同进行分类，依据突起的数目可分3类：①假单极神经元，从胞体发出一个突起，很快呈"T"字形分叉，一支至周围组织的感受器，称为周围突；另一支进入脑或脊髓，称为中枢突。脑、脊神经节中的一级感觉神经元多属于此类。②双极神经元，胞体呈梭形，其两端各发出一个突起，一支伸向感受器为周围突；另一支伸向中枢为中枢突，如嗅黏膜内的嗅细胞、视网膜内的双极细胞、内耳的前庭神经节和蜗神经节内的感觉神经元。③多极神经元，具有多个树突和一个轴突，脑和脊髓内的神经元多属此类。

依据神经元的功能也可分3类：①感觉神经元，胞体位于脑、脊神经节内，假单极和双极神经元属于此类。②运动神经元，胞体位于中枢部，为多极神经，支配骨骼肌、心肌、平滑肌和腺体。③联络神经元，在中枢内，位于感觉神经元和运动神经元之间，亦为多极神经元，又称中间神经元。

神经元间的联系——突触突触是神经元与神经元或效应器之间及感受器细胞与神经细胞之间的特化的接触区域。神经元之间通过突触相互联系。突触可区分为化学突触和电突触，但大部分属于化学突触，即冲动的传递需借助于化学递质的作用。一个典型的化学突触结构包括突触前部、突触间隙和突触后部三部分。突触处冲动的传递都是单方向的。

（二）神经胶质

神经胶质或称神经胶质细胞，围绕神经元分布，其数量远比神经元的数量多，形态多样。神经胶质细胞不能传导神经冲动，主要对神经元起支持、营养、保护、修复和形成髓鞘等作用。

三、反射和反射弧

神经系统的基本活动方式是反射。所谓反射就是神经系统在调节机体的活动中，对内、外环境的刺激做出适宜的反应。完成反射活动的结构基础是反射弧。反射弧包括感受器—感觉神经（传入神经）—中枢部—运动神经（传出神经）—效应器。在正常生理状态下，依据感受器的位置，可分为浅反射和深反射两类。浅反射感受器的位置表浅，如角膜反射（以棉絮轻触角膜，引起眨眼）。深反射感受器的位置较深，如髌反射（叩打髌韧带，引起伸小腿），在神经系统某些疾病时，可出现某些病理反射，如 Babinski 症（轻划患者足底，趾背屈）。此外，依据反射建立的方式，可分为先天性的非条件反射和后天获得的条件反射。

四、神经系统的常用术语

1. 神经核和神经节

除大、小脑皮质以外，形态和功能相似的神经元胞体聚集成团，位于中枢部的称神经核；位于周围部的称神经节。神经节有感觉神经节和内脏神经节（即自主神经节）之分。

2. 灰质和皮质

在中枢部，灰质泛指神经元胞体和树突集聚之处，如脊髓灰质、脑干内的室底灰质等。皮质是指配布在脑表面的灰质，如大脑皮质、小脑皮质。

3. 神经纤维、神经和纤维束

神经元的轴突（或长的突起）有髓鞘和（或）神经膜包被，称神经纤维。神经纤维在周围部聚集一起并有结缔组织被膜包裹，称为神经。神经可含有功能相同或不同的纤维。在中枢部，起止、行程和功能相似的神经纤维集合在一起，称纤维束。

白质和髓质在中枢部，白质是泛指神经纤维的集聚地点，在新鲜标本上纤维髓鞘色泽白亮，如脊髓白质；分布于大脑和小脑皮质深面的白质又称髓质。

网状结构在中枢部的某些区域，神经纤维纵横交织成网状，其间散有大小不等的神经元，灰、白质混杂排列，称为网状结构。

神经系统区分

神经系统虽难记　　区分开来就容易

中枢神经脑脊髓　　脑脊神经记心里

脑神经，十二对　　脊神经，三十一

躯体内脏有分布　　感觉运动不分离

第二节　周围神经系统

一、脊神经

（一）脊神经的合成和成分

与脊髓相连的神经称脊神经，共 31 对，包括颈神经（C）8 对，胸神经（T）12 对，腰神经（L）5 对，骶神经（S）5 对，尾神经（Co）1 对。每对脊神经都由前根和后根在近椎间孔处合成。后根上有一椭圆形的脊神经节，内含感觉神经元的胞体，其中枢突组成感觉性的后根，周围突加入脊神经。前根由运动纤维组成，其胞体位于脊髓灰质内。所以由前、后根合成的脊神经都是混合性神经，都含有以下四种纤维成分：

（1）躯体感觉纤维：分布于皮肤、骨骼肌、腱和关节，将皮肤的浅感觉（痛、温、触觉）和肌、腱、关节的深感觉（运动觉、位置觉等）冲动传入中枢。

（2）内脏感觉纤维：分布于内脏、心血管和腺体，传导来自这些结构的感觉冲动。

（3）躯体运动纤维：分布于骨骼肌，支配其运动。

（4）内脏运动纤维：支配平滑肌、心肌的运动和腺体的分泌。

（二）脊神经的分布

脊神经出椎间孔后，主要分为前支和后支。后支细小，分布于项、背部，节段性明显。前支粗大，主要分布于躯干前、外侧部和四肢，其中胸神经的前支在胸、腹部的前、外侧壁呈明显的节段性分布，其余的前支先交织成丛，计有颈丛、臂丛、腰丛和骶丛，自丛发出若干神经至相应分布区。

（三）颈丛

由 C1～4 前支组成，位于胸锁乳突肌上部的深面。其主要分支有：

（1）皮支：自胸锁乳突肌后缘中点附近浅出，在浅筋膜中呈放射状分布，其分支有：①枕小神经，至枕部及耳郭背面皮肤。②耳大神经，分布至耳郭及其附近的皮肤。③颈横神经，也称颈皮神经，行向前至颈前部皮肤。④锁骨上神经，分支向下外至颈外侧下部、胸壁上部和肩部皮肤。

（2）肌支：主要支配颈深肌群、舌骨下肌群和膈，其中最主要的肌支是膈神经。膈神经为混合性神经，沿前斜角肌前面下降，穿锁骨下动、静脉之间经胸廓上口入胸腔，再经肺根前方下行至膈，其运动纤维支配膈，感觉纤维分布于胸膜、心包和膈下的部分腹膜。

（四）臂丛

由 C5～8 前支和 T1 前支的大部分组成，自斜角肌间隙穿出，行于锁骨下动脉上后方，经锁骨后方进入腋窝。臂丛在锁骨上窝处位置表浅。在腋窝，臂丛分支围绕腋动脉。臂丛分支主要分布于上肢的肌和皮肤，也支配部分背浅群肌和胸上肢肌，主要分布如下：

（1）胸长神经：沿前锯肌表面下降并支配此肌。

（2）胸背神经：沿肩胛骨外侧缘下行，支配背阔肌。

（3）肌皮神经：向外下斜穿喙肱肌，经肱二头肌和肱肌间下行并支配上述三肌，终点在肘关节稍上方的外侧浅出，分布于前臂外侧的皮肤。

（4）正中神经：由内、外侧两根合成，与肱动脉伴行，沿肱二头肌内侧沟下行至肘窝，穿旋前圆肌后于前臂正中指浅、深屈肌之间下行，经腕管至手掌。正中神经在臂部无分支，在前臂支配除肱桡肌、尺侧腕屈肌和指深屈肌尺侧半以外的所有前臂屈肌和旋前肌。在手掌发出返支，支配除拇收肌以外的鱼际肌群，另有肌支配第 1、2 蚓状肌；皮脂分布于手掌桡侧 2/3，桡侧 3 个半指的掌面及其中节和远节背面的皮肤。

（5）尺神经：与肱动脉共同在肱二头肌内侧沟内下降，后转至肘关节背面的尺神经沟，在此处尺神经位置表浅，活体上可触摸到，也是易受损伤的部位。尺神经越过肘关节后面向下转至前臂掌侧面，伴尺动脉行于前臂尺侧，经豌豆骨外侧至手掌。尺神经在臂部无分支。尺神经肌支支配尺侧腕屈肌、指深屈肌尺侧半、小鱼际肌群、拇收肌、骨间肌肌群及第 3、4 蚓状肌；皮脂分布于手掌尺侧 1/3 及尺侧一个半指掌面和手背尺侧半及尺侧两个半指背面的皮肤。

（6）桡神经：出腋窝后紧贴肱骨背面桡神经沟并伴肱深动脉行向外下，达肱骨外上髁前上方分支，至前臂背侧和手背。桡神经支配整个上肢背侧的肌和皮肤。在手背的皮脂分布于手背桡侧半及桡侧两个半指背面的皮肤。

（7）腋神经：伴旋肱后动脉绕肱骨外科颈后方至三角肌深面。其肌支支配三角肌和小圆肌，皮脂分布于肩部和臂外侧上部的皮肤。

（五）胸神经前支

胸神经前支共 12 对，第 1（大部分参加臂丛）至第 11 对位于相应肋间隙中，称肋间神经，第 12 对（小部分参加腰丛）位于第 12 肋下方，称肋下神经。胸神经前支的肌支支配肋间肌和腹前外侧壁肌；皮支除分布于胸腹壁皮肤外，还分布于肋胸膜和腹膜壁层。

胸神经前支的分布保持着明显的节段性。每对胸神经前支的分布区如环状的条带，由上向下按神经顺序依次排列，临床上常据此测定麻醉平面的高低或检查感觉障碍的节段。一般以下述标志定神经节段：胸骨角平面对 T2，乳头平面相当于 T4，剑突平面相当于 T6，肋弓平面相当于 T8，脐平面相当于于 T10。脐与耻骨联合连线的中点平面相当于 T12。

（六）腰丛

腰丛由 T12（小部分）和 1～3 及 T4（一部分）前支组成。腰丛位于腰大肌的深面，除有肌支支配髂腰肌和腰方肌外，其主要分支分布于腹股沟区及大腿的前部和内侧部。其主要分支有：

（1）髂腹下神经和髂腹股沟神经：平行的上、下两条细支，在髂嵴上方进入腹前外侧壁肌层间行向前内。其中髂腹股沟神经还穿经腹股沟管，伴精索（或子宫圆韧带）下行。它们的终支，前者于腹股沟管皮下环上方浅出，后者经皮下环浅出成为皮支。此二神经分布于腹股沟区的肌和皮肤。

（2）股神经：是腰丛最大的分支，从腰大肌外侧缘走出下行，在腹股沟韧带中点稍外侧经韧带深面进入大腿部，随即于股动脉外侧分为若干肌支和皮支，肌支主要支配大腿前群肌；皮脂分布于大腿前面和小腿内侧面皮肤。其中最长的皮支为隐神经，与大隐静脉伴行，向下分布于小腿内侧面及足内侧缘皮肤。

（3）闭孔神经：从腰大肌内侧缘走出，穿闭孔至大腿内侧。肌支支配大腿内收肌群，皮脂分布于大腿内侧面皮肤。

（4）生殖股神经：自腰大肌前面穿出，肌支入腹股沟管支配提睾肌，皮脂分布于阴囊（大阴唇）及其附近的大腿部皮肤。

（七）骶丛

骶丛由 L4（一部分）、L5、Co 前支组成。其中 L4 一部分和 L5 前支先合成腰骶干，再加入骶丛。骶丛位于小骨盆内、骶骨及梨状肌前面，主要分支经坐骨大孔入臀部。其分支主要分布于臀部、大腿后部、小腿和足的肌和皮肤。也有一些短支分布于盆壁和会阴。其主要分支有：

（1）臀上神经和臀下神经：臀上神经伴同名血管经梨状肌上孔出骨盆，向后支配臀中肌、臀小肌和阔筋膜张肌。臀下神经伴同名血管经梨状肌下孔出骨盆，向后支配臀大肌。

（2）阴部神经：伴阴部内血管出梨状肌下孔，绕坐骨棘经坐骨小孔入坐骨直肠窝向前，肌支支配肛门外括约肌和会阴肌；皮脂分布于肛门及外生殖器的皮肤。

（3）坐骨神经：是全身最长最粗大的神经，经梨状肌下孔出骨盆，在臀大肌深方，经股骨大转子和坐骨结节之间降至大腿后面，下行至腘窝稍上方处分为胫神经和腓总神经。

①胫神经：与腘动脉及胫后动脉伴行至小腿后面，在比目鱼肌深方下行，再经内踝后方至足底，终支为足底神经。胫神经的肌肉支配小腿后群肌和足底肌；皮脂分布于小腿后面和足底的皮肤。②腓总神经：自腘窝上角沿股二头肌内侧缘走向外下，绕过腓骨颈，穿腓骨长肌达小腿前面分为腓浅神经和腓深神经。腓浅神经下行于腓骨长、短肌之间，并发肌支支配此二肌；皮脂分布于小腿外侧面、足背和趾背皮肤。腓深神经与胫前动脉伴行，其分支支配小腿前群肌和足背肌；皮脂分布于第1趾间隙背面的皮肤。

二、脑神经

与脑相连的神经称为脑神经，主要分布于头颈部，也可远至胸腹腔脏器。脑神经共有12对，其名称、序号（通常用罗马数字表示）、性质、连接的脑部和进出颅腔的部位等都是需要熟记的重要内容。

脑神经的成分较脊神经复杂。由于头部出现了一些特殊感受器等原因，使脑神经纤维成分在脊神经4种纤维成分的基础上扩展为七种纤维成分：①一般躯体感觉纤维。②一般内脏感觉纤维。③躯体运动纤维。④一般内脏运动纤维（副交感纤维）。⑤特殊躯体感觉纤维，分布于前庭蜗器和视器，传导位、听和视觉冲动。⑥特殊内脏感觉纤维，分布于味蕾和嗅黏膜，传导味、嗅觉冲动。⑦特殊内脏运动纤维，支配头颈部一些从腮弓衍化来的骨骼肌，如咀嚼肌、面肌、咽喉肌、胸锁乳突肌和斜方肌等。

与每对脊神经都含有四种纤维成分不同的是，每对脑神经所含纤维成分的种类多少可不相同，最少的只含一种，多则可达3~5种。因而可依据所含纤维性质的不同，将脑神经分为感觉性（Ⅰ、Ⅱ、Ⅷ）、运动性（Ⅲ、Ⅳ、Ⅵ、Ⅺ、Ⅻ）和混合性（Ⅴ、Ⅶ、Ⅸ、Ⅹ）3种不同情况。

（一）嗅神经

嗅神经为特殊内脏感觉神经，传导嗅觉冲动，始于鼻腔嗅黏膜中的嗅细胞，后者为双极神经元，其周围突分布于嗅黏膜上皮，中枢突聚集成十数条嗅丝，即嗅神经，穿筛孔入颅后止于端脑的嗅球。颅前窝骨折时，可损伤嗅神经导致嗅觉障碍。

（二）视神经

视神经为特殊躯体感觉神经，传导视觉冲动；始自视网膜节细胞，后者的轴突汇聚于视神经盘，向后穿出巩膜形成视神经，经视神经管入颅中窝，续为视交叉、视束，连于间脑。

（三）动眼神经

动眼神经为运动性神经，但含两种运动纤维成分：躯体运动纤维和一般内脏运动（副交感）纤维。躯体运动纤维起自中脑，是动眼神经的主要纤维成分，向前穿过海绵窦，经眶上裂入眶，支配除外直肌和上斜肌以外的全部眼球外肌。副交感纤维也起自中脑，出颅后进入位于视神经外侧的睫状神经节（副交感神经节），交换神经元后，节后纤维至眼球内的瞳孔括约肌和睫状肌，可缩小瞳孔和调节晶状体的曲度。

动眼神经损伤的主要表现：①上睑下垂。②眼外斜视，眼球不能向内、向上和向下方运动。③瞳孔散大，患侧对光反射消失（对光的刺激不能引起缩瞳）。

（四）滑车神经

滑车神经为运动性神经，起自中脑，向前穿过海绵窦外侧壁，经眶上裂入眶支配上斜肌。滑车神经损伤后，瞳孔不能转向下外方。

（五）三叉神经

三叉神经为混合性神经，含两种纤维成分：①一般躯体感觉纤维，主要分布于头面部皮肤，大部分口、鼻腔黏膜及眶区结构，传导一般感觉（如痛、温、触觉等）冲动。感觉纤维的胞体位于三叉神经节，其中枢突汇成粗大的三叉神经感觉根，入脑后终止于脑干三叉神经感觉核团；周围突形成三叉神经的三大分支，即眼神经、上颌神经和下颌神经。②支配咀嚼肌的运动纤维，起于脑桥，形成较小的运动根，随下颌神经经卵圆孔出颅，分布至咀嚼肌。

眼神经只含一般躯体感觉纤维，向前穿过海绵窦，经眶上裂入眶，分布于眼球、结膜、泪腺、部分鼻腔黏膜以及眼裂以上面部、头皮前部和鼻背部的皮肤。眼神经中最大的分支是额神经，分数小支，其中眶上神经经眶上切迹（孔）浅出，分布于额部皮肤。

上颌神经也只含一般躯体感觉纤维，向前穿过海绵窦，经圆孔出颅后，再经眶下裂入眶，入眶后续为眶下神经，最后经眶下孔浅出，分布于眼裂与口裂之间的面部皮肤，上颌神经的分支还分布于上颌牙和口、鼻腔黏膜等。上颌神经在进眶之前，发出上牙槽神经后支，在上颌骨体后面穿入骨质，与眶下神经发出的上牙槽神经前、中支一起，分布于上颌牙及牙龈等。

下颌神经为混合性神经，经卵圆孔至颅外。①运动纤维：量少，出颅后随即从主干分出，直达咀嚼肌，称咀嚼肌神经。②一般躯体感觉纤维：是下颌神经的主要纤维成分，分支分布于口裂以下的面部、耳前及颞部皮肤，还分布于下颌牙、舌前2/3黏膜和口腔底及侧壁（颊）的黏膜，其中主要的分支有：①耳颞神经，始以两根夹持脑膜中动脉，主干穿腮腺实质向上浅出，与颞浅血管伴行至耳前和颞部。②颊神经，分布于颊部皮肤及口腔侧壁黏膜。③舌神经，呈弓状越过下颌下腺上方向前至舌前2/3黏膜。④下牙槽神经，经下颌孔入下颌管，终支出颏孔，称颏神经。

三叉神经的常见病是三叉神经痛。临床上检查三叉神经时，常在眶上切迹、眶下孔和颏孔部位按压。

（六）展神经

展神经为运动性神经，起自脑桥，向前穿过海绵窦，经眶上裂入眶，支配外直肌。展神经损伤时，患侧眼球不能转向外侧，呈现内斜视。

（七）面神经

面神经为混合性神经，除少量纤维分布于耳部皮肤外，主要含3种纤维成分：

支配面肌的运动纤维是面神经的主要纤维成分，起自脑桥，出脑后入内耳门和内耳道，穿过颞骨内的面神经管，再经茎乳孔出颅，穿出腮腺后在其前缘呈放射状分支分布，其分支名称分别为颞支、颧支、颊支、下颌缘支和颈支，它们支配面肌和颈阔肌。

副交感纤维起自脑桥，与面神经的主干一起出脑，穿出颅底后，在下颌下神经节或翼腭神经节（均为副交感神经节）中换元，它们发纤维支配下颌下腺、舌下腺、口、鼻腔黏膜腺和泪腺。

味觉纤维胞体位于面神经干上的膝神经节内，其中枢突参与组成面神经根入脑；其周围突分布于舌前2/3黏膜中的味蕾。副交感纤维、味觉纤维在出茎乳孔之前自面神经主干分出，形成鼓索，经鼓室，穿出颅底，向前下加入舌神经，随舌神经至分布区。

面神经的行程较长，在不同部位损伤，可出现不同的临床表现：①在出茎乳孔之后损伤面神经主干，由于面肌瘫痪，可致患侧额纹消失，不能皱眉，眼裂和口裂不能充分闭合，不能鼓腮，患侧鼻唇沟平坦，口角歪向健侧，患侧角膜反射消失。②面神经管内及其以上的面神经干损伤，除有上述表现外，还可出现患者舌前 2/3 味觉障碍，泪腺、下颌下腺、舌下腺分泌障碍，结膜、口、鼻腔黏膜干燥等现象，也可出现听觉过敏（面神经在鼓室内有分支支配镫骨肌）。

（八）前庭蜗神经

前庭蜗神经为感觉性神经，由前庭神经和蜗神经两部分组成。该神经起自内耳，经内耳道、内耳门入颅，进入脑干。

前庭神经传导平衡觉（如头部的位置觉、运动觉等）冲动。其感觉神经元的胞体位于内耳道底，聚集成前庭神经节，其双极神经元的周围突分布于内耳膜迷路的椭圆囊斑、球囊斑和壶腹嵴，中枢突聚成前庭神经。

蜗神经传导听觉冲动。其感觉神经元的胞体位于耳蜗蜗轴内，聚成蜗（螺旋）神经节，其双极神经元的周围突分布于耳蜗螺旋器，中枢突聚成蜗神经。

（九）舌咽神经

舌咽神经为混合性神经，含 5 种纤维成分：①支配咽肌的运动纤维，起于延髓。②副交感纤维，也起于延髓，在耳神经节（副交感神经节）中换元，后者发纤维分布至腮腺，支配腮腺的分泌。③一般内脏感觉纤维，分布于舌后 1/3 黏膜、鼓室及咽黏膜、颈动脉窦和颈动脉小球等。④味觉纤维，分布于舌后 1/3 味蕾。内脏感觉（包括一般感觉和味觉）纤维的胞体位于舌咽神经干上的下神经节。⑤一般躯体感觉纤维，其胞体位于舌咽神经干上的上神经节，其周围突分布至耳后皮肤。上、下神经节的中枢突共同参与组成舌咽神经主干，经颈静脉孔至颅内，连于延髓。上、下神经节恰位于颈静脉孔内。舌咽神经的主要分支有：①舌支，为舌咽神经的终支，分布于舌后 1/3 黏膜和味蕾。司黏膜的一般感觉和味觉。②咽支，分布于咽肌和咽黏膜，司咽肌的运动和黏膜的一般感觉。③颈动脉窦支，为 1~2 支细支，沿颈内动脉下行，至颈总动脉分叉处，分布于颈内动脉窦的压力感受器和颈动脉小球的化学感受器，传导来自这两个结构的冲动入脑，参与调节血压和呼吸。

（十）迷走神经

迷走神经是脑神经中行程最长、分布最广的神经。它连于延髓，经颈静脉孔至颅外。在孔内及孔稍下方神经干上有两个感觉性神经节，分别称上神经节和下神经节。迷走神经是混合性神经，含有四种纤维成分：①副交感纤维，是迷走神经的最主要纤维成分。纤维随主干分支分布于颈、胸、腹部的多种脏器，在到达效应器之前，须在相应脏器壁内或器官旁一些小的副交感神经节中换元，后者发纤维才能支配心肌、平滑肌的运动及腺体的分泌。②一般内脏感觉纤维，分布于咽、喉黏膜和胸腹腔脏器的黏膜，其胞体位于下神经节。③一般躯体感觉纤维，分布于耳郭和外耳道皮肤等处，其胞体位于上神经节。上、下神经节细胞的中枢突随迷走神经主干入脑。④支配喉肌及大部分咽肌的运动纤维，自延髓发出。迷走神经在颈部的主要分支是喉上神经，分内、外两支。外支与甲状腺上动脉伴行，支配喉的环甲肌；内支穿甲状舌骨膜入喉。分布于声门裂以上的喉黏膜。迷走神经在颈部的分支还有心支，加入心丛，参与对心脏活动的调节。迷走神经在胸部除发心支、支气管支、食管支加入心丛、肺丛和食管丛外，最主要的分支是喉返神经。两侧喉返神经返回颈部的路径有所不同：左侧绕主动脉弓；右侧绕右锁骨下动脉，然后均沿气管与食管间沟上行入喉，其终支撑喉下神经。喉下神经的肌支支配除环甲肌以外的所有喉肌；感觉纤维则分布于声门裂以下的喉黏膜。喉返神经在甲状腺侧叶后方上行时，与甲状腺下动脉相交叉。甲状腺手术结扎甲状腺上、下动脉时，应注意勿损伤与动脉邻近的喉上神经和喉返神经。迷走神经在腹部的分布左、右不同。左迷走神经分支到胃前壁和肝。右迷走神经主要发出腹腔支，加入腹腔丛，与交感神经一起，沿血管分支分布于肝、胆、胰、脾、肾、肾上腺及结肠左曲之前的消化管。右迷走神经还有分支至胃后壁。

（十一）副神经

副神经为运动性神经，由脑（延髓）根和脊髓根共同合成，经颈静脉孔出颅后，脑根的纤维并入迷走神经，支配咽喉肌；脊髓根的纤维行向后下，支配胸锁乳突肌和斜方肌。副神经损伤后，胸锁乳突肌瘫痪，故头不能向健侧回旋和向患侧侧屈，双侧损伤则不能仰头；因斜方肌瘫痪，患侧肩胛骨下垂，耸肩无力。

（十二）舌下神经

舌下神经为运动性神经，起自延髓，经舌下神经管出颅，弓形向前，沿舌骨舌肌外侧入舌，支配舌内肌和舌外肌。一侧舌下神经损伤，患侧半舌肌瘫痪、萎缩，伸舌时，舌尖偏向患侧。

三、内脏神经

（一）内脏神经的基本概念

内脏神经是指分布于内脏、心血管、平滑肌和腺体的神经。与躯体神经一样，内脏神经也包括运动神经和感觉神经。实际上，内脏神经就是脑、脊神经中的内脏运动纤维和内脏感觉纤维。

内脏运动神经支配心肌、平滑肌的运动和腺体的分泌，这些活动一定程度不受人的意志控制，又因内脏运动神经主要控制和调节动植物所共有的新陈代谢活动，并不支配动物所特有的骨骼肌，故又称自主神经。

内脏运动神经同样受大脑皮质和皮质下各级中枢的控制和调节。内脏感觉神经将来自内脏、心血管等处的感觉冲动传入中枢，通过反射调节内脏、心血管等器官的生命活动。

（二）内脏运动神经

内脏运动神经与躯体运动神经在结构、功能和分布上存在以下重要区别：

躯体运动神经支配骨骼肌，受意志控制；内脏运动神经支配平滑肌、心肌和腺体，一定程度上不受意志直接控制。

躯体运动神经的低级中枢位于脑干内的躯体运动神经核和脊髓灰质前柱；而内脏运动神经的低级中枢则分散位于脑干的内脏运动核和脊髓第 1 胸节至第 3 腰节的侧角以及第 2~4 骶节的骶副交感核。

躯体运动神经自低级中枢的运动神经元发出后，直接到达骨骼肌；而内脏运动神经自低级中枢发出后，必须先在内脏神经节（自主神经节）中换元，再由这些节内的神经元发出纤维到达心肌、平滑肌和腺体。因此，内脏运动神经自低级中枢至效应器需经 2 个神经元：位于脑干或脊髓内的内脏运动神经元称节前神经元，其轴突称节前纤维；内脏神经节内的神经元称节后神经元，其轴突称节后纤维，节后纤维才能直接支配效应器。

躯体运动神经只有 1 种纤维成分；内脏运动神经却有交感和副交感 2 种纤维成分，多数内脏器官同时接受此 2 种神经纤维的双重支配。

内脏运动神经根据其形态结构和功能特点的不同，分为交感神经和副交感神经两部分，它们都可分为中枢部和周围部。随之，内脏神经节也分为交感神经节和副交感神经节。

交感神经低级中枢由节前神经元胞体组成，位于全部胸髓和腰髓 1~3 节灰质的侧角内，所以交感神经也称自主神经的胸腰部。

交感神经节后神经元胞体位于其周围部的神经节内，交感神经的周围部包括交感神经节、交感干以及由节发出的神经和神经丛。

交感神经节和交感干：交感神经节因位置的不同分为椎旁神经节和椎前神经节。椎前神经节位于脊柱前方，主要有成对的腹腔神经节、主动脉肾神经节及单个的肠系膜上神经节和肠系膜下神经节，分别位于同名血管的根部附近。椎旁神经节位于脊柱两侧，每侧有 21～26 个节：颈部一般有 3 对，称颈上、中、下神经节；胸部有 10～12 对节，胸 1 交感节往往与颈下神经节合并，特称星状神经节（或颈胸神经节）；腰部有 3～5 对节；骶部有 2～3 对节；尾部两侧相连共有 1 个奇神经节。

脊柱两侧的椎旁神经节之间以节间支相连，形成一对串珠样结构，称交感干。故椎旁神经节也称交感干神经节。交感干神经节与相应脊神经之间借交通支相连接。交通支分为白交通支和灰交通支，白交通支自脊神经前支到交感干，由节前纤维组成，因有髓鞘而呈亮白色；灰交通支自交感干到脊神经前支，由节后纤维组成，因无髓鞘而呈暗灰色。灰、白交通支位于交感干预脊神经所形成的夹角区内，白交通支居外下，灰交通支居内上。

交感神经节前纤维的去向：脊髓侧角内的交感节前神经元发出的交感节前纤维，随脊神经前根出椎间孔，经白交通支入相应交感干神经节，然后有 3 种不同去向：①终止于相应交感干神经节。②在交感干内上升或下行一段，再终止于高位或低位的交感干神经节。③穿出交感干神经节，终止于椎前神经节，如来自胸髓 6～12 节段的部分节前纤维，穿过相应的椎旁神经节，组成内脏大神经和内脏小神经，分别终止于腹腔神经节和主动脉肾神经节及肠系膜上神经节。

1. 交感神经节

后纤维的去向及分布概况：交感神经节后纤维也有 3 种去向：①交感干上所有椎旁神经节均发出节后纤维，经灰交通支返回 31 对脊神经，随脊神经的前、后支分布至全身皮肤的血管、汗腺和竖毛肌。②节后纤维攀附于动脉干上，形成神经丛，并随动脉干的分支分布到与动脉供血相应的器官。③节后纤维单独形成脏支，直接到达所支配的器官，但是，脏支多在器官附近与副交感神经的分支交织成丛，然后共同支配该脏器，如：颈上、中、下神经节发出的心上、中、下神经（脏支），参与形成心丛，该丛的分支分布至心。类似的神经丛还有肺丛、食管丛等。骶部的交感干神经节发出的脏支参加盆丛，分布到盆腔脏器。

2. 副交感神经

低级中枢由节前神经元的胞体组成，位于脑干和骶髓内，故副交感神经又称自主神经的周围部。

脑干的副交感神经节前神经元胞体聚集成四对一般内脏运动性核团（副交感核），分别是中脑的动眼神经副核（Ⅲ）、脑桥的上泌涎核（Ⅶ）、延髓的下泌涎核（Ⅸ）及迷走神经背核（Ⅹ）；骶髓 2～4 节段内的副交感神经节前神经元胞体在与胸髓侧角相当的位置，聚集为骶副交感核。副交感神经的节后神经元胞体聚集于副交感神经节内。

副交感神经节与进出节的节前、节后纤维共同组成副交感神经的周围部。与交感神经节不同的是副交感神经节多位于器官的附近或壁内，故称器官旁节或器官内节（壁内节），一般均较小，但颅部的器官旁节却较大，肉眼可见，有睫状神经节（Ⅲ）、翼腭神经节（Ⅶ）、下颌下神经节（Ⅶ）和耳神经节（Ⅸ）。

头部的副交感神经：分别随第Ⅲ、Ⅶ、Ⅸ和Ⅹ对脑神经分布。

动眼神经的副交感节前纤维起自中脑的动眼神经副核，随动眼神经入眶后，终止于睫状神经节，该节发出的节后纤维穿入眼球支配瞳孔括约肌和睫状肌。

面神经的副交感节前纤维起自脑桥的上泌涎核，入翼腭神经节或下颌下神经节换元，翼腭神经节发出的节后纤维分布至泪腺和鼻腔及腭部的黏膜腺；下颌下神经节的节后纤维支配下颌下腺、舌下腺及部分鼻腔黏膜腺。

舌咽神经的副交感节前纤维起自延髓的下涎核，终止于耳神经节，其节后纤维支配腮腺。

迷走神经的副交感节前纤维起自延髓的迷走神经背核，节前纤维随迷走神经主干分支分布，在所支配的器官附近，终止于器官旁节或器官内节，其节后纤维分布于胸腹腔脏器（除降结肠、乙状结肠及盆腔脏器以外）的平滑肌、心肌和腺体。

骶部的副交感神经：其节前纤维起自骶髓 2～4 节段内的骶副交感核，随骶神经出骶前孔，又从骶神经分出组成盆内脏神经，加入盆丛，再随盆丛的分支分布到所支配脏器的器官旁节或器官内节中换元，节后纤维支配结肠左曲以下的消化管和盆腔脏器的平滑肌和腺体，以及外阴部血管的平滑肌。

3. 交感神经与副交感神经的比较

交感神经与副交感神经都是内脏运动神经。人体绝大多数内脏器官都接受二者的双重支配，但二者在形态结构和功能上都各有自身的特点，现简要比较如下：

低级中枢所在部位不同：交感神经的低级中枢位于脊髓全部胸节和腰 1～3 节灰质侧角；副交感神经则位于脑干内的一般内脏运动性核团和骶髓 2～4 节的骶副交感核。

周围部内脏神经节的位置不同：交感神经节位于脊柱两侧或脊柱前方（椎旁或椎前神经节）；副交感神经节位于器官附近或壁内（器官旁节或器官内节）。

节前纤维与节后纤维的相对长度不同：由于交感神经节靠近脊柱，离所支配的器官较远，因此，其节前纤维相对较短而节后纤维相对较长；副交感神经节位于所支配器官的附近，因而离脑干和脊髓较远，故其节后纤维相对较短而节前纤维相对较长。

分布范围不同：全身皮肤的血管、汗腺和竖毛肌上只有交感神经支配而无副交感神经分布。肾上腺髓质也是仅有交感神经支配。因此，交感神经分布范围更为广泛。

功能不同：交感神经与副交感神经对同一器官的功能影响不同，在应激状态下，交感神经兴奋性增强，在平静代谢时，副交感神经活动占优势。二者功能对立而又统一，共同维持着机体内环境的动态平衡，使机体更好地适应内、外环境的变化。

4. 内脏神经丛

交感神经、副交感神经和内脏感觉神经在分布到相应脏器的过程中，常相互交织形成内脏神经丛，有的位于脏器附近，有的攀附在动脉的周围，由这些丛发出的分支常随动脉分支到达支配的器官。主要的内脏神经丛有心丛、肺丛、腹腔丛、腹主动脉丛、上腹下丛和下腹下丛等，其中以心丛、肺丛、腹腔丛和下腹下丛更为重要。

心丛：位于主动脉弓的前下及后方，由颈交感节发出的心上、中、下神经及上5个胸交感节发出的心支和迷走神经的心支组成，丛中有小的副交感神经节，迷走神经副交感节前纤维在此换元。心丛分支随冠状动脉分支分布至心。

肺丛：位于肺根的前、后方，内有小的神经节（迷走神经的节后神经元）；由迷走神经的支气管支和交感干的胸2~5节的分支组成，其分支随支气管和肺血管的分支入肺。

腹腔丛：位于腹腔干和肠系膜上动脉根部周围，是最大的内脏神经丛；主要由内脏大、小神经与迷走神经的腹腔支组成。丛内有腹腔神经节、主动脉肾神经节和肠系膜上神经节，内脏大、小神经的交感节前纤维在此交换神经元。腹腔丛的分支伴动脉分支分布于肝、脾、胰、肾及结肠左曲以上的消化管。

下腹下丛：即盆丛，位于直肠两侧，主要由盆内脏神经（骶部副交感节前纤维）和腰交感干的节后纤维组成，此丛的分支伴随体内动脉分支分布到盆腔各脏器。

（三）内脏感觉神经

内脏器官除有交感和副交感神经支配外，还有感觉神经分布。内脏感觉神经纤维一般不单独组成神经。内脏感觉神经元属假单极神经元，胞体位于脊神经节或脑神经节内，其中枢突髓脊神经后根进入脊髓，或随脑神经进入脑干；周围突随交感神经或副交感神经分布于相应器官，把来自内脏、心血管等的感觉冲动传入中枢。正常内脏活动一般不引起主观感觉，较强烈的内脏活动则可引起内脏感觉。另外，内脏痛觉往往定位不确切，呈弥散性。

周围神经系统歌诀

内囊

背侧丘脑豆尾间	投射纤维从中穿
大小符号分三部	前肢后肢由膝连
皮质脊髓丘辐射	内囊后肢上下穿
出血缺血伤内囊	感觉丧失对侧瘫

肌皮神经

臂丛外侧发肌皮	行于肱二头肌里
支配前臂前群肌	肩肘关节都能屈

正中神经走行

正中神经伴肱行	双双降至肘窝中
前臂肌间正中下	入掌先经腕管中

尺神经

尺神经，内束发	行至臂中向后下
同名神经沟内过	同名动脉一起下
前臂屈肌一块半	手肌基本全管辖
髁上骨折易损伤	屈腕无力鹰爪抓

腋神经

腋神经，真奇妙	外科颈下向后绕
三角肌瘫呈方肩	不能戴帽叫人恼

前臂肌神经支配

桡神经，真神气	全部伸肌肱桡肌
尺神经，好委屈	一尺半深屈无力
其他屈肌归正中	前臂肌肉各有依

手部皮神经分布

手背中央一条线	桡尺神经分两边
手掌桡侧属正中	尺侧归尺一指半

胸神经

二四六八十	角头剑弓脐

股神经

股神经，入三角	缝匠四头先报到
大腿前方小腿内	足背内侧全知晓

髌韧带，轻轻敲　　损伤无法见膝跳

闭孔神经

闭孔神经穿闭孔　　闭孔动脉相伴行
损伤大腿难内收　　想跷腿上都不能

坐骨神经

坐骨神经它最大　　行于梨状肌之下
臀肌深面入股后　　多在腘窝分两叉
小腿后群属于胫　　小腿前外腓管辖
胫伤之后足上钩　　腓总损伤足垂下

主要神经损伤临床表现

尺爪桡垂腕　　正中手似猿
腋损方形肩　　股伤四头瘫
胫损钩状足　　腓总下内翻

12 对脑神经名称

一嗅二视三动眼　　四滑五叉六处展
七面八庭九舌咽　　十迷副神舌下全

12 对脑神经连脑部位

一端脑，二间脑　　三腹四背在中脑
五六七八在脑桥　　最后四对延髓找

12 对脑神经出入颅部位

一嗅筛孔通于鼻　　二视经管眼球起
三四六眼眶上裂　　上颌下颌圆卵里
七八同穿内耳门　　茎乳孔出只有七
九至十一静脉孔　　舌下神经管有一

交感神经

交感神经　　胸一腰三
周围有节　　椎旁椎前
节前纤维　　节内换元
节后纤维　　分布广泛
立毛腺体　　内脏血管
危急时刻　　本色尽显

副交感神经

副交感核是中枢　　脑干骶髓分两部

器管旁节壁内节　　前长后短太突出

血管汗腺立毛肌　　肾腺髓质管不住

躯干和四肢深感觉及精细触觉传导路

脊 N 节内一路摇　　薄楔二束后索笑

薄楔二束两个核　　二级神经出发了

内侧丘系相交叉　　腹后核内三级发

丘脑皮质向上投　　中央后回在等候

躯干和四肢浅感觉传导路

浅感觉，传三级　　终于后回起于皮

首为节内假单极　　次在脊髓后角里

三级藏在腹后核　　纤维投向感觉区

皮质脊髓束

上元胞体在皮质　　下行内囊后脚里

锥体下端多交叉　　侧束前束各有一

前脚换元不停息　　纤维支配骨骼肌

上、下运动神经元损伤后的表现

上硬下软都是瘫　　瘫痪萎缩不明显

强直痉挛张力高　　病理反射经常见

软瘫症状正相反　　病理反射不出现

肌肉萎缩张力低　　不见痉挛见弛缓

锥体外系

锥体外系辅锥体　　管理运动最精细

肌群运动肌紧张　　经它协调才共济

第三节　中枢神经系统

一、脊髓

（一）脊髓的外形

脊髓起源于胚胎时期神经管的后部，分化较少，保持明显的节段性；正常生理条件下，能独立完成一些反射活动，在脑的控制下可执行复杂功能。

1. 形态

脊髓位于椎管内，呈圆柱形，前后稍扁，上端在枕骨大孔处与延髓相连，下端逐渐变细，以脊髓圆锥终于第一腰椎下缘。自脊髓圆锥向下，延为细长的、无神经组织的终丝，再向下止于尾骨的背面。脊髓外包被膜，与脊柱的生理弯曲一致。

2. 分节

脊髓借每对脊神经根的出入范围划分为 31 节：颈节 8 个、胸节 12 个、腰节 5 个、骶节 5 个、尾节 1 个。

3. 膨大

脊髓全长粗细不等，有两个膨大部：颈膨大和腰骶膨大，膨大部有较多的神经细胞和纤维，与四肢的发达有关。颈膨大自第 4 颈节到第 1 胸节，相当臂丛发出的节段，支配上肢。腰骶膨大自第 2 腰节至第 3 骶节，相当腰骶丛发出的节段，支配下肢。

4. 表面的沟裂及马尾的形成

脊髓前面有前正中裂，较深，其外侧有前外侧沟，前根自前外侧沟走出；后面有后正中沟，较浅，其外侧有后外侧沟，后根经后外侧沟进入脊髓。脊神经后根与前根会合前，有膨大的脊神经节。每一对应的前、后根在椎间孔处合成一条脊神经，从相应的椎间孔穿出。因椎管长于脊髓，则脊神经根距各自相应的椎间孔自上而下愈来愈远，与脊髓相连的腰、骶、尾部的前、后根在通过相应的椎间孔之前，围绕终丝在椎管内向下行走一段距离，这些神经根形成马尾。成年人一般第一腰椎以下已无脊髓，只有马尾，故临床上常在第 3、4 或 4、5 腰椎棘突之间进行蛛网膜下隙穿刺或麻醉术，避免损伤脊髓。

5. 脊髓节段与脊柱节段的对应关系

由于成人脊髓和脊柱的长度不等，所以脊髓的节段与脊柱的节段不完全对应：

上颈髓（C1～C4）大致与同序数椎骨相对应。下颈髓（C5～C8）和上胸髓（T1～4）与同序数椎骨的上一节椎体平对。中胸髓约与同序数椎骨的上二节椎体平对。下胸髓约与同序数椎骨的上三节椎体平对。腰髓约平对第11～12胸椎范围。骶髓和尾髓约平对第1腰椎。

（二）脊髓的内部结构

脊髓各节段内部结构的基本特征是一致的。在脊髓的横切面上，中部可见中央管的断面，管的周围是H形的灰质。每侧的灰质前部扩大为前角，后部狭细为后角。在胸髓和上2～3节腰髓，前、后角之间还有侧角。中央管周围的灰质称为灰质连合，将两侧的灰质连接起来。前、后角之间的外侧灰、白质混淆交织，称为网状结构。灰质的外面是白质，主要是纵行排列的上、下行纤维束。白质借脊髓表面的纵沟分为前、外侧和后三个索：前索位于前正中裂与前外侧沟之间；外侧索位于前、后外侧沟之间；后索位于后外侧沟与后正中沟之间。中央管前方有横行越边的白质前连合。

1. 灰质

脊髓灰质内含有大量大小不等的多极神经元，在横切面上组合成群，称为神经核；在纵切面上每群细胞纵贯成细胞柱。一个神经核的细胞具有相似的形态特征，其轴突有共同的终止点，功能性质也相同。

前角：在脊髓前角有成群排列的前角运动神经元，是大型多极神经元。前角运动神经元被分为：①大型的 α 运动神经元，发纤维经前根和脊神经支配梭外骨骼肌纤维，引起肌收缩。②小型的 γ - 运动神经元，其轴突也经前根和脊神经支配梭内骨骼肌纤维，保持肌的张力。

前角运动细胞在配布上可分为内、外侧两群：内侧群支配躯干固有肌，见于脊髓全长；外侧群在颈膨大和腰骶膨大节段发达，支配四肢肌。

当前角运动细胞的胞体或轴突受损时，它所支配的骨骼肌失去随意运动，不能完成反射活动，肌张力降低，出现肌萎缩，称为弛缓性瘫痪。

侧角：由中、小型细胞组成，称中间外侧柱。见于胸髓和上2～3节腰髓，是交感神经的节前神经元胞体。它们的轴突经前根、白交通支入交感干。在骶髓2～4节中，虽无侧角，但前角基部相当侧角位置的神经元，是骶部副交感神经的节前神经元，称为骶副交感核，发出的纤维组成盆内脏神经。

后角：主要接受后根纤维，分群较多：①胶状质，位于后角浅层，由小型细胞组成，它发出短的纤维在背外侧束中上行或下行，但仍终止于本节段或邻近几个节段的胶状质内，参与脊髓节段间的联系。②后角边缘核，位于胶状质的背方。③后角固有核，位于胶状质的腹侧，大、中型细胞较多。④胸核（又名背核），为在后角基部的内侧、边界明确的一团大型细胞，仅见于第 8 颈节至第 3 腰节。

依据 Rexed 对脊髓灰质细胞构筑的研究，脊髓灰质从背侧向腹侧被划分为 10 个板层：

Ⅰ层相当于后角边缘核；Ⅱ层相当于胶状质；Ⅲ～Ⅳ层相当于后角固有核；Ⅴ～Ⅵ层位于后角基部；Ⅶ层位于前、后角之间的中间带，内有胸核和中间外侧柱（核）；Ⅷ层位于前角基部；Ⅸ层内有前角运动神经元群；Ⅹ层在中央管的周围。

2. 白质

由纵行排列的上、下行纤维束组成。

薄束和楔束：位于后索内，这两个束是后根内侧部纤维进入脊髓后在同侧后索内直接上行构成的。薄束起自同侧 T, 以下、楔束起自 T₄ 以上的脊神经节细胞，其周围突分布至肌、腱、关节和皮肤的感受器；中枢突经后根内侧部进入脊髓后索上行，止于延髓的薄束核和楔束核。薄、楔束传导身体本体感觉和精细或辨别性触觉，在脑内经过两次中继，最后传入对侧大脑皮质。

脊髓丘脑束：位于外侧索的前半、脊髓小脑前束内侧和前索中，可分为脊髓丘脑侧束和脊髓丘脑前束，前者传导痛、温觉信息，后者传导粗触、压觉信息。

脊神经节内传导痛、温觉得神经元的中枢突经后根外侧部入脊髓，在位居胶状质背外方的背外侧束中上行 1～2 节止于灰质Ⅰ、Ⅱ层内；传导粗触、压觉者经后根内侧部入后索直接止于脊髓灰质。

脊髓丘脑束的起始细胞主要在Ⅰ、Ⅳ～Ⅶ层中，这些细胞的树突可伸入Ⅱ层与后根纤维直接形成突触；轴突经白质前连合交叉向颅侧斜越 1 节至对侧，形成脊髓丘脑束，上行止于背侧丘脑。

背侧丘脑再将痛、温和粗触、压觉得冲动传入大脑皮质。

在脊髓内一侧脊髓丘脑束病变损伤时，病人对侧创面水平 1～2 节以下痛、温觉丧失，触觉因传导精细触觉的后索完好而无严重障碍。

皮质脊髓束：起于大脑皮质中央前回中上部，中央旁小叶前部和其他一些皮质区，下行至延髓下端，大部分纤维经锥体交叉越边，至对侧脊髓的外侧索后半、脊髓小脑后束内侧下行，称为皮质脊髓侧束，纵贯脊髓全长，沿途直接或经中间神经元中继后止于其同侧前角运动神经元；小部分纤维不在锥体交叉处越边，在同侧前索前中正裂近旁下行，一般不超过胸节，称为皮质脊髓前束，直接或经中继后止于其对侧前角运动神经元。

皮质脊髓束的功能是传导来自大脑皮质的随意运动冲动，控制骨骼肌的随意运动。在脊髓若一侧皮质脊髓侧束受损，同侧创面水平以下产生痉挛性瘫痪，出现肌张力升高，腱反射亢进，肌不萎缩，并可有病理反射，如 Babinski 症等。

其他纤维束：脊髓白质中除上述 3 个主要纤维束外，还有一些比较重要的上、下行纤维束。

上行纤维束有：①脊髓小脑后束，位居外侧索周边的后部。②脊髓小脑前束，位居外侧索周边的前部。下行纤维束有：①红核脊髓束，在脊髓内下行于外侧索中、皮质脊髓侧束的前方。在前、外侧索中的还有②前庭脊髓束。③顶盖脊髓束。④网状脊髓束。⑤内侧纵束。

此外，还有紧贴灰质周围的固有束，它由短距离的上、下行纤维构成，起于脊髓止于脊髓，以完成脊髓节段间的联系。

二、脑干

（一）脑干的外形

脑起源于胚胎时期神经管的前部，形态和功能复杂。脑可分为端脑、间脑、中脑、后脑（包括脑桥和小脑）及延髓 5 个部分，延髓下端在枕骨大孔处连接脊髓。

脑干由延髓、脑桥和中脑 3 部分组成。延髓和脑桥的背面与小脑相连，它们之间的室腔为第四脑室，将小脑摘去，可见第四脑室底，由延髓背面上部和脑桥背面构成，称菱形窝。

1. 延髓

位于脑干的下部，其腹面上界与脑桥之间有一横行的延髓脑桥沟。脊髓的前正中裂和前外侧沟均延伸到延髓腹侧面。前正中裂两侧有纵行隆起的锥体，在延髓和脊髓交界处，可见锥体交叉。锥体外侧的卵圆形隆起称为橄榄，内有下橄榄核。橄榄与锥体之间的前外侧沟中有舌下神经（XII）根出脑。在延髓的侧面、橄榄的背方、自上而下可见依次排列的舌咽神经（XI）、迷走神经（X）和副神经（IX）的根丝。

延髓的背面下部形似脊髓，后正中沟外侧有一对隆起，为薄束结节，再向外是一对楔束结节，它们的深面分别有薄束核和楔束核。在楔束结节的外上方稍微隆起，称为小脑下脚，主要是进入小脑的纤维。延髓上部中央管开敞为第四脑室，室底构成菱形窝的下部。

2. 脑桥

腹面宽阔膨隆，其下缘借延髓脑桥沟与延髓分界，沟中自内向外依次有展神经（VI）、面神经（VII）和前庭蜗神经（VIII）3 对脑神经。上缘与中脑的大脑脚相接。腹面正中线上有纵行的基底沟，容纳基底动脉；自基底沟向外逐渐变窄，移行为小脑中脚，移行处有粗大的三叉神经（V）根，小脑中脚向背侧进入小脑。延髓、脑桥和小脑的交角处，称为脑桥小脑三角，前庭蜗神经和面神经根位于此三角内。

脑桥的背面构成第四脑室底的上半,此处室底的外侧壁为左、右小脑上脚,两脚间夹有薄层的上髓帆。

3. 中脑

腹侧面的上界是属于间脑的视束,下界为脑桥的上缘。两侧为隆起的左、右大脑脚,两脚之间的凹陷为脚间窝。大脑脚的内侧有动眼神经(Ⅲ)根出脑。

中脑的背面由两对小丘组成。上方为一对上丘,主要是视觉反射中枢;下方为一对下丘,是听觉传导通路的重要核团。下丘的下方,上髓帆上有滑车神经(Ⅳ)根出脑。

(二)第四脑室

第四脑室是位于延髓、脑桥和小脑之间的室腔。第四脑室的顶尖朝向小脑,室底为菱形窝。室内有脑脊液,并与中脑水管和脊髓中央管相交通。

1. 第四脑室的底

第四脑室的底即菱形窝。菱形窝的下部边界为薄束结节、楔束结节和小脑下脚;上部边界为小脑上脚。菱形窝的两个外侧角为第四脑室的外侧隐窝。髓纹由菱形窝的外侧角横行至中线,为延髓和脑桥在背面的分界线。

室底的正中线上有正中沟,纵贯菱形窝全长,每侧又被纵行的界沟分为内、外侧两部分:

(1)内侧部:称为内侧隆起,髓纹以下有两个小三角区:内上方的为舌下神经三角,内隐舌下神经核;靠外下方的为迷走神经三角,内隐迷走神经背核。在髓纹的上方,内侧隆起上有一圆形隆凸的面神经丘,内隐展神经核。在界沟的上端处有蓝斑,深方聚有富含去甲肾上腺素能的神经元。

(2)外侧部:是三角形的前庭区,内隐前庭神经核团。前庭区的外侧角上有一小隆起,称为听结节,内隐蜗神经核。

2. 第四脑室的顶

其前部由小脑上脚及上髓帆形成;后部由下髓帆和第四脑室脉络组织形成。上、下髓帆伸入小脑,以锐角相会合。

第四脑室脉络组织由室管膜上皮、软脑膜及血管组成,其上的部分血管反复分支成丛,带着软脑膜和室管膜上皮突入室腔,形成第四脑室脉络丛,后者能产生脑脊液。

3. 第四脑室的孔

第四脑室有三孔与蛛网膜下隙相通,即不成对的第四脑室正中孔(位于第四脑室下角的上方)和成对的第四脑室外侧孔(在第四脑室外侧隐窝的尖端)。

（三）脑干的内部结构

脑干是脊髓的上延，与其外形变化相应，脑干各部内部结构也有一些大的特征性变化。脑干内部结构也是由灰质、白质和网状结构组成，但远比脊髓复杂。其特点是：①灰质不再连贯成柱，而成为分离断续的核团。②纤维束在脑干内交叉传导，打乱了脊髓原来的灰、白质的界限。③在延髓上部和脑桥，原脊髓中央管周围的灰质成为第四脑室的室底灰质。④脑干中央的网状结构范围比脊髓扩大。

1. 灰质

脑神经核：第Ⅲ~Ⅻ对脑神经的核团都位于脑干内。它们在脑干内的排列原则与脊髓基本相似。脑干内由于中央管后壁开放向两侧展开，原先腹背方向排列的脊髓灰质变成内外方向排列的室底灰质，以第四脑室底的界沟为界，界沟内侧，即中线两侧，为运动性核团；界沟外侧为感觉性核团。此外，由于头面部出现了一些特殊感觉器以及腮弓演化来的骨骼肌，脑神经的成分比脊神经复杂，脑干内也出现了与这些结构相关联的核团，因此，脑神经核的功能性质在脊髓灰质四种成分的基础上分化为7种。这些功能性质不同的脑神经核在脑干内排列成六个纵行的细胞柱。每一个柱代表一个单独的功能体系，称之为功能柱。由于脑干内的一般和特殊内脏感觉核实际上是一个核，即孤束核：其头端接受味觉纤维（属特殊内脏感觉纤维）；其余部分接受一般内脏感觉纤维，因此脑干内共有六个功能柱。

每对脑神经所含的纤维成分多寡不一，这与脊神经的纤维成分组成不同，但与脊神经相似的是：①每一种运动纤维一定起于相应的脑神经运动性核团。②每一种感觉纤维一定终止于相应的脑神经感觉性核团。③含两种以上纤维成分的脑神经，则应与相应数目的脑神经核相联系。如：动眼神经的核团：支配大部分眼球外肌的纤维起于动眼神经核；支配瞳孔括约肌和睫状肌的纤维起于动眼神经副核。三叉神经的主要核团：接受头面部皮肤、黏膜刺激的感觉纤维终止于三叉神经脊束核和三叉神经脑桥核；支配咀嚼肌的运动纤维起于三叉神经运动核。面神经的主要核团：支配面肌的纤维起于面神经核；支配除腮腺外头面部所有腺体分泌的纤维起于上泌涎核；接受舌前 2/3 味觉的纤维终止于孤束核。舌咽神经的核团：支配腮腺分泌的纤维起于下泌涎核；支配咽肌的纤维起于疑核；接受舌后 1/3 味觉及一般黏膜感觉的纤维终止于孤束核；接受来自耳后皮肤的感觉纤维终止于三叉神经脊束核。迷走神经的核团：支配大部分胸腹腔脏器的运动纤维起于迷走神经背核；来自上述区域的感觉纤维终止于孤束核；支配咽喉肌的纤维起于疑核；接受外耳皮肤的感觉纤维终止于三叉神经脊束核。

非脑神经核：①薄束核和楔束核，分别位于延髓薄束结节和楔束结节深方，分别是薄束和楔束的终止核。此两核发出的纤维左、右交叉（内侧丘系交叉）后上行形成内侧丘系。②下橄榄核，位于橄榄的深方，主要接受大脑皮质、脊髓和红核的纤维，发出的纤维主要与对侧脊髓小脑后束共同组成小脑下脚入小脑。③脑桥核，散布于脑桥基底部，接受同侧皮质脑桥束的纤维，发出纤维至对侧聚成小脑中脚入小脑。④红核，位于中脑上丘阶段被盖部，接受大脑运动皮质和小脑上脚的纤维，发出红核脊髓束影响前角运动神经元的活动。⑤黑质，位于中脑被盖和大脑脚底之间，大多细胞含有黑色素，是脑内合成多巴胺的主要核团。黑质主要与端脑的新纹状体（尾状核和壳）有往返纤维联系。某些原因使黑质多巴胺合成减少，可引起震颤麻痹（Parkinson 症）。⑥上丘，主要是视觉反射中枢，它主要接受来自视网膜、视觉皮质和下丘的纤维，主要完成由光、声等刺激所引起的反射活动。⑦下丘，是听觉传导通路上的重要中继核，参与听觉反射活动。

2.白质

白质主要是一些上、下行纤维束。

内侧丘系：经延髓锥体束背方、中线两旁上行，穿脑桥的斜方体，经中脑止于背侧丘脑。传导对侧半躯干、肢体的本体感觉和精细触觉。

三叉丘系：由三叉神经脊束核和三叉神经脑桥核发出的纤维，随时越边至对侧上行集合而成，止于背侧丘脑。传导对侧半头面部的痛、温和粗触觉。

外侧丘系：蜗神经核发出的纤维，大部分在脑桥被盖腹侧部交叉至对侧，形成斜方体，折向上行，形成外侧丘系，止于下丘；小部分不交叉纤维加入同侧外侧丘系。故外侧丘系传导双侧的听觉冲动，以对侧为主。

脊髓丘脑束：自脊髓上延，经下橄榄核背外侧，伴内侧丘系外侧上行至背侧丘脑。

锥体束：是自大脑皮质发出控制骨骼肌随意运动的一个复合下行纤维束。其中一部分纤维到脊髓，直接或间接止于前角运动神经元，称皮质脊髓束；另一部分直接或间接止于脑神经运动核，称皮质核束。锥体束在脑干内行经中脑的大脑脚底中3/5、脑桥基底部和延髓锥体深方。至延髓下部，皮质脊髓束的大部分纤维经锥体交叉越至对侧下行，形成皮质脊髓侧束；小部分不交叉纤维仍在同侧下行，形成皮质脊髓前束。皮质核束的纤维在脑干下行过程中，陆续离开锥体束，止于双侧脑神经运动核，但舌下神经核和面神经核中支配下部面肌的细胞群，只接受对侧皮质核束的纤维。

临床上一侧锥体束的高位损伤时，引起对侧肢体随意运动瘫痪，并可有对侧下部面肌和舌肌瘫痪，而其他脑神经运动核的功能不出现障碍。

其他纤维束：除上述主要传导纤维束外，其他纤维束还有：①皮质脑桥束，起自大脑皮质，向下行经中脑的大脑脚底，止于脑桥基底部的脑桥核。②红核脊髓束，自红核发出后，在被盖腹侧部中线交叉下行。此束能兴奋屈肌运动神经元和抑制伸肌运动神经元。③前庭脊髓束，起自同侧前庭神经核。此束能兴奋伸肌运动神经元和抑制屈肌运动神经元。④顶盖脊髓束，自上丘发出后，在被盖背侧部中线处交叉下行。此束参与完成视、听反射。⑤内侧纵束，由前庭神经核向中线两侧发出纤维，沿第四脑室底深方中线两侧上、下行，向上止于第Ⅲ、Ⅳ、Ⅵ对脑神经核；向下至副神经核和颈髓前角，参与完成平衡刺激引起的反射活动。

3. 网状结构

在脑干内，除了脑神经核和一些边界清楚的核团及长距离的纤维束外，有些区域有许多纤维纵横交织，其间散布大量大小不等的细胞，称为网状结构。它占据中脑和脑桥被盖的中央部和延髓第四脑室室底灰质腹侧与下橄榄核之间的区域。

网状结构可分为两个纵贯脑干全长的区域：①外侧（1/3）区，主要接受各种传入信息，故称接受区。②内侧（2/3）区，传出纤维大多由此发出，故称效应区。③正中区即中缝核。

网状结构的功能主要有以下几方面：

网状结构发纤维可经多突触联系投向大脑皮质，形成网状上行激动系统，影响大脑皮质的兴奋性，使大脑皮质处于觉醒和警觉状态，适合于接受各种刺激。

发出网状脊髓束，下行至前角运动细胞，调节肌的张力。

脑干中线附近的中缝核，富含 5- 羟色胺，与睡眠和镇痛有关。

庭髓网状结构中有调节内脏活动的呼吸中枢和心血管运动中枢等。

三、小脑

（一）小脑的外形

小脑位于颅后窝，以 3 对小脑脚连接于脑干的背面。小脑的中间部称为小脑蚓，两侧部称为小脑半球。小脑下面中间部凹陷，两侧隆起，近枕骨大孔处，小脑蚓两旁的半球膨出，称小脑扁桃体。小脑上面前 1/3 与后 2/3 交界处有一横行深沟称原裂。

小脑依其表面的沟裂可分为 3 叶：

（1）绒球小结叶：在小脑的下面，包括绒球和小脑蚓中的小结以及连于两者之间的绒球脚。

（2）小脑前叶：包括原裂以前的半球和小脑蚓。

（3）小脑后叶：包括原裂以后的小脑上面和小脑下面的余下大部。

在发生上，绒球小结叶属于原小脑；小脑前叶加上后叶中小脑蚓下部的蚓锥体和蚓垂，合称旧小脑；除原、旧小脑以外的其余部分为新小脑。

（二）小脑的内部结构

小脑灰质主要位于表层，称小脑皮质。白质位于深方。深部白质内有四对小脑核，它们是齿状核、栓状核、球状核和顶核。

小脑皮质由浅入深分为3层：①分子层。②梨状神经元或Purkinje细胞（胞体）层。③颗粒（细胞）层。

小脑的传入纤维主要有：①前庭小脑纤维。②脊髓小脑前束。③脊髓小脑后束（经小脑下脚）。④脑桥小脑纤维（经小脑中脚）。

所有传入纤维都入小脑皮质，经各类神经元的整合，最后经Purkinje细胞的轴突传至小脑核。由小脑核发纤维出小脑。

小脑的主要传出纤维由齿状核发出，组成小脑上脚，主要在中脑下丘被盖部交叉，小部分纤维止于红核，大部分纤维止于背侧丘脑。

小脑可维持身体平衡（原小脑）、调节肌张力（旧小脑）和调节骨骼肌运动的协调（新小脑），是一个重要的躯体运动调节中枢。原小脑损伤，患者站立不稳。旧小脑病变，主要表现为肌张力降低。新小脑病变，表现为运动不协调（共济失调）。

四、间脑

（一）间脑的外形

间脑位于中脑与端脑之间，间脑腹面有一部分露于表面，其他部分被大脑半球所掩盖。间脑的外侧壁与大脑半球愈合，因此，间脑与端脑之间的边界不清。间脑分为上丘脑、背侧丘脑、后丘脑、底丘脑和下丘脑五部分。

间脑的室腔为第三脑室，位于间脑的中线上，呈矢状位的裂隙状，向后通中脑水管，向前经两侧室间孔与大脑半球内的侧脑室相通，其顶成自脉络组织和脉络丛。

背侧丘脑又称丘脑，为两个卵圆形的灰质团块，中间被第三脑室分隔开；外侧面邻接端脑的尾状核和内囊。背侧丘脑重要的外形结构有：①丘脑前结节，为丘脑前端背面的隆起部分。②枕，为丘脑后端的膨大部分。③丘脑间黏合，位于丘脑内侧面，在下丘脑沟的背方，连接两侧丘脑。

后丘脑包括内侧膝状体和外侧膝状体，分别借下、上丘臂连接下丘和上丘。

上丘脑位于第三脑室顶部的周围，主要包括：①丘脑髓纹，为位于丘脑背侧面和内侧面交界处的一束前后向纵行纤维。②缰三角，位于丘脑髓纹后方。③缰连合，位于左、右缰三角间。④松果体，连于缰连合的后方。

下丘脑位于下丘脑沟以下。在脑的底面，视交叉位于下丘脑的最前部，向后外延为视束。视交叉后方有灰结节，向下移行为漏斗，与垂体相接。灰结节后方还有一对圆形隆起，称乳头体。

底丘脑是间脑和中脑的移行区，表面不可见。

（二）间脑的内部结构

间脑的核团没有明确的边界，多数与邻近的核团相互移行。间脑内部结构由许多核团组成，其中最重要的是特异性中继核团。

背侧丘脑和后丘脑背侧丘脑的灰质团块，被 Y 字形内髓板分隔为 3 个主要的核群：前核群、内侧核群和外侧核群。

外侧核群可分为背、腹两层，这两层核团之间并无天然边界。每层从前向后又各分为 3 个核团。背层的最后部的核团为丘脑的枕。

腹层的核团由前向后分别称为：腹前核、腹外侧核和腹后核。腹后核按位置再分为腹后内侧核和腹后外侧核。在丘脑外侧还有一层纤维，称外髓板，外髓板外侧是属于端脑的内囊。

后丘脑位于丘脑枕的后下方，包括内、外侧膝状体。

背侧丘脑和后丘脑核团虽多，其中属特异性中继核团的包括：

（1）腹后内侧核：接受三叉丘系和来自孤束核的味觉纤维，发纤维至大脑皮质躯体感觉区。

（2）腹后外侧核：接受内侧丘系和脊髓丘脑束的纤维，发纤维至大脑皮质躯体感觉区。

（3）内侧膝状体：接受下丘（经下丘臂）来的听觉纤维，发出纤维形成听辐射，投射至颞叶的听觉皮质。

（4）外侧膝状体：接受视束纤维，发出纤维形成视辐射，投射至枕叶的视觉皮质。

（5）腹前核和腹外侧核：主要接受小脑上脚、黑质和苍白球（属端脑的旧纹状体）的纤维，发出纤维投射至大脑皮质躯体运动区，参与对随意运动的调节。

下丘脑包括下丘脑沟以下、第三脑室旁壁和室底的结构。前界为视交叉和终板，后界为乳头体的后缘。

下丘脑的核团较多，大多界限不清，轮廓较清晰的重要核团有：①视上核。②室旁核。③漏斗核。④乳头体核。

视上核和室旁核的细胞分泌催产素和加压素，并经它们的轴突运送至垂体后叶。

下丘脑的主要传入纤维有：①前脑内侧束，主要起于终板前方的隔区。②穹隆起于海马，止于乳头体核，中间部贴胼胝体下面前行，其中一部分纤维越至对侧，形成穹隆连合。③脑干和脊髓网状结构的纤维。④孤束核的味觉纤维。

下丘脑的主要传出纤维有：①乳头丘脑束。②下丘脑下行纤维，至脊髓和脑干内的一般内脏运动性核团，影响内脏活动。③室旁垂体束。④视上垂体束。⑤结节漏斗束，起于漏斗核，后者分泌的释放因子和抑制因子，经结节漏斗束送至漏斗起始部，再经垂体门脉系运送至垂体前叶，影响垂体前叶细胞各种激素的分泌。

下丘脑是调节内脏活动和内分泌活动的皮质下较高级中枢。下丘脑内还有调节体温、摄食和水盐代谢等的中枢。此外，下丘脑还参与情绪反应活动。

五、端脑

（一）端脑的外形

端脑包括左、右大脑半球。人类的大脑半球笼盖间脑、中脑和小脑的上面。左右大脑半球由大脑纵裂分隔，大脑纵裂的底部有胼胝体连接两半球。

大脑半球有上外侧面（背外侧面）、内侧面和下面（底面）3个面。大脑半球表面布满深浅不同的沟，沟与沟之间为隆起的回。大脑半球有3个深而恒定的沟：外侧沟、中央沟和顶枕沟作为分叶的标志。

外侧沟起自半球的前下面，转至上外侧面，行向后上。

中央沟起自半球上缘中点的稍后方，斜向前下，几达外侧沟。上端延转至半球内侧面。

顶枕沟位于半球内侧面的后部，自前下斜向后上，上端稍延转至上外侧面。

借上述3沟可将半球分为额、顶、颞、枕、岛5叶：额叶为中央沟以前、外侧沟以上的部分。顶叶为中央沟以后、顶枕沟以前的部分。颞叶为外侧沟以下的部分。枕叶为顶枕沟以后的部分。岛叶藏于外侧沟的深部。

顶、枕、颞叶在上外侧面的分界是假设的。外侧面上枕叶的前界是自顶枕沟至枕前切迹（枕叶后端向前约4 cm处）的连线。此线的中点到外侧沟后端的连线是顶叶与颞叶的分界。

1.上外侧面

额叶：中央沟前方有一条与其平行的中央前沟，两沟间为中央前回。此沟的前方有两条与大脑纵裂平行的额上沟和额下沟。两沟将额叶上外侧面余部分为额上回、额中回和额下回。

顶叶：中央沟后方有一条与其平行的中央后沟，两沟间为中央后回。此沟的后方有一与半球上缘大致平行的顶内沟，此沟以上部分为顶上小叶；以下部分为顶下小叶。

顶下小叶又分为两部：①缘上回，包绕外侧沟后端的脑回。②角回，围绕颞上沟末端的脑回。

颞叶：外侧沟的下方，有两条大致与其平行的颞上沟和颞下沟。两沟将颞叶分为颞上回、颞中回和颞下回。自颞上回转人外侧沟的下壁上，有两个短小的横行脑回，称为颞横回。

2.内侧面

内侧面可见胼胝体，上方有与之平行的扣带沟，两者间为扣带回。扣带回外周部中份处是由中央前、后回上端延伸至内侧面的部分，称中央旁小叶。在内侧面后部，有始于胼胝体后下方的距状沟，呈弓形行至枕叶后端，此沟的中部与顶枕沟相遇，距状沟与顶枕沟之间为楔叶，距状沟下方为舌回。

下面枕叶和颞叶下面内侧部有海马旁回，前端膨大称为钩。海马旁回的外侧是侧副沟；内侧是海马沟。海马沟的上方，有呈锯齿状的齿状回，此回的外侧有一条呈弓状隆起的海马，位于侧脑室下角的底壁上。海马和齿状回属于海马结构。在额叶下面靠内侧有一条嗅束，其前端膨大为嗅球；后端扩展为嗅三角。

（二）端脑的内部结构

大脑半球表层是大脑皮质；深方为髓质；深部髓质中包含有基底核。半球内的室腔为侧脑室。

1.侧脑室

侧脑室左、右各一，分为中央部、前角、后角和下角四部，分别位于顶叶、额叶，枕叶和颞叶内。在前角与中央部交界处有室间孔使侧脑室与第三脑室相通。在中央部和下角有侧脑室脉络丛，产生脑脊液。

2.基底核

基底核包括尾状核、豆状核、屏状核和杏仁体。

尾状核：与侧脑室相邻，分头、体、尾三部分。尾状核头膨大，突向侧脑室前角；向后逐渐变细称体，沿背侧丘脑的背外侧缘向后延伸；尾在侧脑室下角的顶上，向前行到下角前端处连接杏仁体。

豆状核：位于背侧丘脑的外侧，两者间的白质为内囊。豆状核被髓板分为外侧的壳和内侧的苍白球两部分。

尾状核和豆状核的前端相连，此二核合称为纹状体。其中尾状核和壳为新纹状体；苍白球为旧纹状体。新纹状体主要接受来自大脑皮质和黑质的纤维，发出纤维至苍白球（部分返回黑质）。苍白球发出纤维主要止于背侧丘脑的腹前核和腹外侧核。

纹状体的功能被认为是躯体运动的主要调节中枢。震颤麻痹（Parkinson 症）和舞蹈病与纹状体的病变有关。

屏状核：位于岛叶皮质和豆状核之间，功能不明。

杏仁体：位于海马旁回钩的深面，与尾状核尾相连，属边缘系统。

3. 髓质

大脑髓质有三类纤维：①联合纤维，如胼胝体、前连合和穹隆连合。②联络纤维。③投射纤维。其中投射纤维最为重要，而绝大部分上、下行投射纤维都经过内囊。

内囊为位于尾状核、背侧丘脑与豆状核之间的白质层。在端脑的水平切面上，内囊呈尖端向内侧的"＞"形，可分为 3 部分：

（1）内囊前肢：位于豆状核与尾状核头之间，有额桥束通过。

（2）内囊后肢：在豆状核与背侧丘脑之间，有皮质脊髓束和丘脑腹后核向皮质的投射纤维（丘脑中央辐射）通过，后肢的后部及后下部还分别有视辐射和听辐射通过。

（3）内囊膝：为前、后肢汇合处形成的钝角，有皮质核束通过。

内囊损伤，患者可出现对侧半身浅、深感觉丧失；对侧半身痉挛性瘫痪；两眼视野对侧半偏盲，即所谓的"三偏症"。

4. 大脑皮质

是神经系统的最高中枢。海马和齿状回为原皮质，嗅脑（嗅球、嗅束、嗅三角）为旧皮质，其余大部为新皮质。原、旧皮质只有 3 层结构，新皮质为六层结构。依据细胞和纤维构筑的不同，可将全部大脑皮质分为若干区，Brodrnann 分区法将大脑皮质分为 52 区，其中最重要的有：

第Ⅰ躯体运动区：位于中央前回和中央旁小叶的前部，包括 Brodmann 第 4 区和第 6 区。此区主要接受中央后回和背侧丘脑的腹外核、腹前核发来的纤维。此区发出锥体束，控制骨骼肌随意运动，中央前回第五层的 Betz 细胞（巨型锥体细胞）的轴突是锥体束中的最粗大的纤维，支配精细的随意运动。中央前回最上部和中央旁小叶前部与下肢的运动有关；中部与躯干和上肢运动有关；下部与面、舌、咽、喉的运动有关。

第Ⅱ躯体感觉区（3、1、2 区）：位于中央后回和中央旁小叶的后部。该区接受背侧丘脑腹后核传来的对侧半身痛、温度、触觉、压觉以及位置觉和运动觉等。身体各部在此区的投影也如倒置的人形。

视区（17 区）：位于枕叶内侧面距状沟两侧的皮质，接受外侧膝状体发来的视辐射纤维。因视神经在视交叉处部分纤维交叉，一侧视区皮质接受同侧视网膜的颞侧半和对侧视网膜鼻侧半传来的信息，即接受双眼对侧半视野的物像。

听区（41、42区）：位于颞横回。内侧膝状体发出的听辐射至此。一侧听区接受来自两耳的听觉冲动。

语言中枢：是人类大脑皮质特有的一些区域，通常在一侧半球上发展。与语言功能有关的半球可视为优势半球，多数为左半球。优势半球有说话、听话、书写和阅读四个语言中枢：①运动性语言中枢（说话中枢），位于额下回后部（又称 Broca 区）。此区受损，出现运动性失语症。②听觉性语言中枢（听话中枢），在颞上回后部。此区受损，出现感觉性失语症。③书写中枢，在额中回后部。此区受损，出现失写症。④视觉性语言中枢（阅读中枢），位于顶下小叶的角回。此区受损，出现失读症。

5. 边缘系统

在半球的内侧面，围绕胼胝体的隔区、扣带回和海马旁回，加上海马和齿状回，合称边缘叶。边缘叶与联系密切的某些皮质和皮质下结构（如杏仁体、隔区下的隔阂、下丘脑、背侧丘脑的前核群、中脑被盖等）共同组成边缘系统，与嗅觉、内脏活动、记忆、情绪反应和性活动等有关。

中枢神经系统歌诀

脊髓外形特征及位置

上颈下腰二膨大　　大孔延至腰一下

下端圆锥连终丝　　丝周缠绕马尾巴

脊髓节段与椎骨的对应关系

脊髓节段三十一　　节椎名同位不一

颈节一四还算齐　　颈五胸四减去一

中胸减二下减三　　腰节平胸十一一

骶尾节对一腰椎　　定位诊断有依据

脊髓灰质特征

纵行三根柱　　横断似蝶舞

前动后感觉　　中间要自主

脊髓白质特征

脊髓白质三个索　　下行运动上感觉

薄楔在后深感觉　　外侧前索是混合

皮质脊髓管运动　　脊髓丘脑浅感觉

脑干外形腹面观特征

脑干腹面颇似"羊"　　大脚踩在桥头上

延髓脑桥沟为界　　桥下锥体立两旁

脑干外形背面观特征

脑干背面结构多　　中央是个菱形窝

四颗珍珠窝顶戴　　两对结节脚下托

注：四颗珍珠——即四叠体　脚——小脑脚

躯体运动核

动眼滑车展　　三叉舌下面

疑副运动全

内脏运动核

动眼副，上下涎　　迷走神经副交感

感觉核

内脏感觉孤单单　　躯体特殊和一般

前庭蜗核较特殊　　三叉感觉分为三

脑干白质

脑干白质四丘系　　传导感觉丘脑去

内侧发自薄楔核　　外侧丘系蜗核起

三叉丘系三叉核　　脊髓两束并一体

小脑外形

小脑半球小脑蚓　　大孔旁有扁桃体

颅压升高入大孔　　挤向延髓生命息

小脑功能

小脑本领强　　平衡肌紧张

协调肌运动　　千万莫损伤

间脑

下丘脑，在前下　　后上背丘是一家

听视反射内外膝　　室旁催产视上压

大脑皮质功能区

旁小叶，分前后　　后回感觉前运动

颞横回，侧耳听　　距状沟侧两眼睛

听说话，缘上回　　想看书，角回能

语言运动额下回　　绝妙书法中回撑

基底核

基底核，埋脑底　　屏尾豆状杏仁体

尾豆合称纹状体　　　协调运动及张力

第四节　神经系统的传导通路

中枢神经接受内、外环境的大量传入信息，各种感觉冲动由感受器经周围神经传入中枢后，通过几次中继，最后传递至大脑皮质的特定区，引起一定的感觉。这种由感受器到脑的神经通路，称为上行或感觉传导通路。

大脑皮质对传入的信息进行分析综合后，再发出冲动，经其下行纤维，直接或经过中继终止于脑干或脊髓运动神经元，再经周围神经传到效应器，引起反应活动。这种由脑至效应器的神经通路，称为下行或运动传导通路。

不经过大脑皮质的上、下行传导通路称为反射通路。

一、感觉传导通路

（一）躯干四肢的本体（深）感觉和精细触觉传导通路

此通路由 3 级神经元组成：

1. 第一级神经元

胞体在脊神经节内，其周围突分布于肌、腱、关节等处深部感受器和皮肤的精细触觉感受器。中枢突经脊神经后根内侧部入脊髓的后索直接上行，来自 T_5 以下的形成薄束；来自 T_4 以上的形成楔束，分别终于延髓的薄束核和楔束核。

2. 第二级神经元

胞体在薄束核和楔束核内。此两核发出的第二级纤维在中央灰质腹侧中线交叉，称为内侧丘系交叉，交叉后的纤维在延髓中线两侧、锥体束的背方折向上行，称为内侧丘系。上行纵穿脑桥的斜方体。人中脑居红核的外侧，再向上止于背侧丘脑的腹后外侧核。

3. 第三级神经元

胞体在背侧丘脑的腹后外侧核，它发出第三级纤维（丘脑中央辐射）经内囊后肢投射到中央后回的中、上部和中央旁小叶的后部。

此通路若在脊髓受损，患者闭眼时，不能确定同侧各关节的位置状态和运动方向及皮肤的两点距离等；若在内侧丘系或其以上部位受损，则功能障碍在对侧。

（二）躯干四肢的痛、温觉和粗触觉压觉传导通路

此通路又称浅感觉传导通路，由三级神经元组成：

1. 第一级神经元

胞体在脊神经节内，其周围突分布于躯干和四肢皮肤内的感受器，中枢突经后根入脊髓。其中，传导痛温觉得纤维经后根外侧部进入脊髓的背外侧束，上升1～2节后，止于脊髓灰质；传导粗触觉压觉得纤维经后根内侧部入后索直接止于脊髓灰质。

2. 第二级神经元胞体

该胞体主要在脊髓灰质的第I、Ⅳ～Ⅶ层中，这些神经元发出第二级纤维经白质前连合向颅侧斜越一个节段到对侧的外侧索和前索上行，组成脊髓丘脑侧束和脊髓丘脑前束。脊髓丘脑束向上经过延髓下橄榄核的背外侧、脑桥和中脑内侧丘系的外侧，终止于背侧丘脑的腹后外侧核。

3. 第三级神经元

胞体在背侧丘脑的腹后外侧核，由此核发出的第三级纤维（丘脑中央辐射）经内囊后肢，投射到中央后回中、上部和中央旁小叶的后部。

若在脊髓损伤脊髓丘脑束，对侧创面1～2节段以下痛、温觉消失；若在脊髓以上损伤此通路，感觉障碍涉及整个对侧躯干和四肢。

（三）头面部的痛、温觉和粗触觉压觉传导通路

此通路也属浅感觉传导通路，由三级神经元组成：

1. 第一级神经元

胞体在三叉神经节内，其周围突经三叉神经分布于头面部皮肤、口和鼻腔黏膜的各种感受器，中枢突经三叉神经根入脑桥。其中传递痛、温觉得纤维入脑后下降为三叉神经脊束，止于三叉神经脊束核。传递触压觉得纤维主要终止于三叉神经脑桥核。

2. 第二级神经元

胞体在三叉神经脊束核和脑桥核内，此两核发出的第二级纤维越边至对侧组成三叉丘系，与内侧丘系毗邻上行，止于背侧丘脑的腹后内侧核。三叉神经脑桥核和脊束核同时还发纤维至面神经核，参与完成角膜反射。

3. 第三级神经元

胞体在背侧丘脑的腹后内侧核内，自此核发出的第三级纤维（丘脑中央辐射）经内囊后肢，投射到中央后回的下部。

在此通路中，若三叉丘系或其以上的部分受损时，对侧头面部痛、温觉和触压觉障碍。若三叉丘系以下受损，则感觉障碍在同侧。

（四）视觉传导通路

视网膜的视锥和视杆细胞（为光感受器细胞）感受光刺激后，把神经冲动传给双极细胞（为第一级神经元），由双极细胞再传给节细胞（为第二级神经元）。节细胞的轴突在视神经盘处向后穿出眼球形成视神经，通过视神经管后形成视交叉，其中来自视网膜鼻侧半的纤维交叉到对侧，而来自视网膜颞侧半的纤维不交叉。故视交叉后延的视束一侧内含来自两眼视网膜同侧半的纤维。视束向后终于外侧膝状体（为第三级神经元）。后者再发出轴突组成视辐射，经内囊后肢的后部，向后投射到枕叶距状沟两侧的视觉皮质。

当眼球固定向前平视时，所能看到的空间范围称为视野。一眼的视野可分为颞侧半和鼻侧半。视觉传导通路的不同部位受损害时，就可引起不同的视野缺损：

一侧视神经损伤，患侧视野全盲。

视交叉中央部的交叉纤维损伤，可引起双眼视野颞侧偏盲。

一侧视交叉外侧部的不交叉纤维损伤，患侧眼的视野鼻侧偏盲。

一侧视束或视辐射或视觉皮质损伤，可引起双眼视野对侧同向性偏盲（同侧眼的鼻侧视野和对侧眼的颞侧视野偏盲）。

（五）瞳孔对光反射通路

光照一侧瞳孔，引起双侧瞳孔缩小的反应，称为瞳孔对光反射。对光反射通路是由视网膜起始，经视神经、视交叉和视束，再经上丘臂到达顶盖前区（位于上丘与间脑交界处），此区发出的纤维止于两侧的动眼神经副核。动眼神经副核的轴突（副交感节前纤维）经动眼神经到睫状神经节更换神经元，节后纤维支配瞳孔括约肌，引起双侧瞳孔缩小。

当一侧动眼神经受损时，由于反射通路的传出部分中断，光照不能引起患侧眼的瞳孔缩小，即患侧眼的对光反射消失。当一侧视神经受损时，由于反射通路的传入部分中断，光照患侧眼球时，不能引起双侧瞳孔缩小；但当光照健侧眼球时，双侧瞳孔缩小。

（六）听觉传导通路

第一级神经元为螺旋神经节的双极细胞，其周围突分布于内耳螺旋器，中枢突组成第Ⅷ对脑神经中的蜗神经根，在延髓、脑桥交界处入脑止于蜗神经核。第二级神经元胞体在蜗神经核，它发出纤维中大部分在脑桥内交叉，组成斜方体，然后纤维折向上行，称为外侧丘系；少数不交叉纤维进入同侧外侧丘系。外侧丘系的纤维主要止于下丘。第三级神经元胞体在下丘，下丘再发纤维经下丘臂到内侧膝状体。第四级神经元胞体在内侧膝状体，它发出的纤维组成听辐射，经内囊后肢的后下部，投射到大脑皮质的听区（颞横回）。

由于外侧丘系传递左、右两耳来的听觉信息，所以一侧外侧丘系及其以上的听觉传导通路受损，不会引起明显的听觉障碍，但损伤蜗神经或蜗神经核或内耳，则引起患侧听觉障碍。

二、运动传导通路

（一）锥体系

大脑皮质对躯体运动的调节是通过锥体系和锥体外系来实现的，两者在功能上互相协调、互相配合，共同完成各项复杂的随意运动。

锥体系主要包括上、下两级运动神经元：

上运动神经元的胞体主要位于大脑皮质躯体运动区的锥体细胞。这些细胞的轴突组成下行的锥体束，其中下行至脊髓的纤维称为皮质脊髓束；沿途陆续离开锥体束，直接或间接止于脑神经运动核的纤维为皮质核束。

下运动神经元的胞体位于脑神经运动核和脊髓前角运动细胞，它们的轴突分别组成脑神经和脊神经，支配全身骨骼肌的随意运动。

1.皮质脊髓束

主要由中央前回中、上部和中央旁小叶前部皮质以及6区额叶皮质的锥体细胞的轴突构成。它下行经内囊后肢、大脑脚底中部3/5、脑桥的基底部和延髓的锥体。在锥体下端，75%～90%的纤维交叉，形成锥体交叉，交叉后的纤维在对侧脊髓外侧索下行，称皮质脊髓侧束，此束陆续止于其同侧的前角运动细胞。在延髓内没有交叉的小部分纤维，则在同侧脊髓前索中下行，称皮质脊髓前束，一般只达脊髓上胸节段，陆续经白质前连合越过中线，止于其对侧的前角运动细胞；但有少量纤维不越边止于其同侧的前角运动细胞。皮质脊髓前束主要终于支配躯干肌的内侧群前角运动细胞。因此，躯干肌接受双侧皮质脊髓束的支配，一侧皮质脊髓束受损，主要引起对侧肢体瘫痪，躯干肌运动无明显影响。

2.皮质核束

由中央前回下部皮质的锥体细胞的轴突构成，纤维下行经内囊膝、大脑脚底中部3/5（居皮质脊髓束内侧），一部分纤维止于动眼神经核和滑车神经核；大部分纤维继续下行至脑桥和延髓，沿途陆续止于三叉神经运动核、展神经核、面神经核、疑核、舌下神经核和副神经核。这些脑神经核中，面神经核中支配眼裂以下面肌的部分和舌下神经核只接受对侧皮质核束纤维，其余的均接受双侧皮质核束支配。

如果一侧上运动神经元（皮质核束或其起始区锥体细胞）受损，可产生对侧眼裂以下的面肌和对侧舌肌瘫痪。表现为对侧鼻唇沟变浅或消失、口角低垂，嘴歪向病灶侧，流口水、不能作鼓腮、露齿和吹哨等动作，伸舌时舌尖偏向病灶对侧。此种瘫痪，因病损发生在脑神经核以上所以又叫核上瘫。其余的面肌、眼肌、咀嚼肌和咽喉肌因还能接受健侧的神经冲动，故不发生瘫痪。

下运动神经元（脑神经运动核及其轴突组成的脑神经运动纤维）损伤引起的瘫痪为核下瘫。面神经核下瘫的特点是损伤同侧所有面肌瘫痪，表现为额横纹消失、眼不能闭、口角下垂、鼻唇沟消失等。舌下神经核下瘫的特点是病灶侧全部舌肌瘫痪，表现为伸舌时，舌尖偏向病灶侧。

锥体系的任何部位损伤都可引起其支配区的随意运动障碍，即瘫痪。临床上，上运动神经元损伤（核上瘫）引起的随意运动麻痹，伴有肌张力增高，呈痉挛性瘫痪（痉挛性瘫痪），深反射亢进；浅反射（如腹壁反射、提睾反射等）减弱或消失（因这种反射弧包括上运动神经元）；可出现病理反射（如 Babinski 症）；因为下运动神经元正常，病程早期肌不萎缩。下运动神经元受损（核下瘫）时，由于肌失去神经支配，肌张力降低，呈弛缓性瘫痪（软瘫），肌因营养障碍而萎缩；因为所有反射弧都中断，浅、深反射均消失，也无病理反射。

（二）锥体外系的基本概念

锥体系以外影响和控制躯体运动的一切传导通路统称为锥体外系，在种系发生上比较古老，其主要功能是调节肌张力，协调肌的运动，维持体态姿势和习惯性动作（如走路时双臂自然协调地摆动）等。锥体系和锥体外系两者不可截然分割，功能上是协调一致的。锥体外系较锥体系复杂，涉及脑内许多结构，包括大脑皮质、纹状体、背侧丘脑、底丘脑、中脑顶盖、红核、黑质、脑桥核、前庭核、小脑和脑干网状结构等及它们的纤维联系。从大脑皮质到脊髓前角运动细胞和脑神经运动核，常需多次换元，在其传导通路中，尚有返回大脑皮质的反馈回路，以影响大脑皮质运动区的活动。

锥体外系主要通路有：①皮质—纹状体—背侧丘脑—皮质环路。②新纹状体—黑质回路。③皮质—脑桥—小脑—皮质环路。

此外，大脑皮质和小脑还通过网状脊髓束、红核脊髓束、前庭脊髓束等影响前角运动细胞的活动，以调节肌张力、协调肌群运动、维持体态姿势，以确保锥体系进行精细的随意运动。

神经系统传导歌诀

躯干和四肢深感觉及精细触觉传导路

脊 N 节内一路摇	薄楔二束后索笑
薄楔二束两个核	二级神经出发了
内侧丘系相交叉	腹后核内三级发
丘脑皮质向上投	中央后回在等候

躯干和四肢浅感觉传导路

浅感觉，传三级	终于后回起于皮
首为节内假单极	次在脊髓后角里
三级藏在腹后核	纤维投向感觉区

皮质脊髓束

上元胞体在皮质	下行内囊后脚里
锥体下端多交叉	侧束前束各有一
前脚换元不停息	纤维支配骨骼肌

上、下运动神经元损伤后的表现

上硬下软都是瘫	瘫痪萎缩不明显
强直痉挛张力高	病理反射经常见
软瘫症状正相反	病理反射不出现
肌肉萎缩张力低	不见痉挛见弛缓

参考文献

[1] 陈壮，王莹，马娟娟 . 人体解剖与组织胚胎学实验指导 [M]. 天津：天津科学技术出版社，2021.

[2] 方义湖 . 人体解剖结构之美 [M]. 上海：上海交通大学出版社，2021.

[3] 关建军 . 人体解剖学图谱 [M]. 北京：中国医药科技出版社，2019.

[4] 郭青龙，李卫东 . 人体解剖生理学 [M]. 3 版 . 北京：中国医药科技出版社，2019.

[5] 韩利军，王刚，陈杰 . 人体解剖学 [M]. 上海：同济大学出版社，2021.

[6] 姜东 . 人体解剖学学习指导 [M]. 上海：同济大学出版社，2019.

[7] 李新华，韩永明 . 人体解剖学 [M]. 上海：上海科学技术出版社，2020.

[8] 梅仁彪，武志兵 . 人体解剖生理学 [M]. 2 版 . 北京：中国医药科学技术出版社，2021.

[9] 唐晓伟，邢军，谢晓丽，等 . 人体解剖生理学 [M]. 4 版 . 北京：中国医药科技出版社，2021.

[10] 魏启玉，张承玉，张敏，等 . 人体解剖生理学 [M]. 2 版 . 北京：中国医药科技出版社，2019.

[11] 杨桂姣，张胜 . 人体解剖学精要 [M]. 太原：山西科学技术出版社，2019.

[12] 俞诗源 . 人体解剖生理学 [M]. 兰州：兰州大学出版社，2020.

[13] 张磊 . 人体解剖学的理论分析学习研究 [M]. 长春：吉林科学技术出版社，2019.

[14] 赵小云，赵凯冰，崔占军 . 主编 . 全彩人体解剖学图谱 [M]. 西安：西北大学出版社，2020.